Bestimmungsbuch für Pilze in der Medizin

Ein praktischer Leitfaden mit mikroskopischen Bildern

Heide Dermoumi

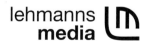

lehmanns media

Bibliografische Informationen der Deutschen Nationalbibliothek:
Die Deutsche Nationalbibliothek verzeichnet diese Publikation in der deutschen Nationalbibliografie; detaillierte bibliografische Informationen sind im Internet unter: <*http://dnb.ddb.de*> abrufbar.

Bildnachweis: Heide Dermoumi

© Lehmanns Media, Berlin 2008
Hardenbergstraße 5 • 10623 Berlin

Coverdesign © Nancy Jerz, Best Sabel (Foto: Heide Dermoumi); Umschlaggestaltung: Bernhard J. Bönisch

Druck und Bindung: AZ Druck und Datentechnik Kempten

ISBN: 978-3-86541-311-6

www.lehmanns.de

Für meinen Mann –

der mich immer wieder zu diesem Buch gedrängt hat

Einführung

Wenn man das Wort „Pilze" hört, denkt man zuerst einmal an die Pilze im Wald, an die essbaren und die giftigen. Von diesen kennt jeder von uns einige wenige Arten sicher oder fast sicher. Bei den Pilzen von medizinischer Bedeutung handelt es sich in der Regel um so winzige Lebewesen, dass man sie nur mithilfe eines Mikroskops sehen kann. Das Reich der Fungi umfasst etwa hunderttausend wissenschaftlich beschriebene Pilz-Arten. Unter ihnen spielen allerdings nur einige Hundert Arten eine Rolle als Verursacher menschlicher Infektionen. Ich werde mich im Rahmen dieses Buches auf die Bestimmung der wichtigsten Arten beschränken. Damit dürften mehr als 99 % der Pilzisolate aus der Humanmedizin erfasst werden.

Ziel dieses Buches ist, den Untersucher zu befähigen, in kürzester Untersuchungszeit die Pilze anzuzüchten und sicher zu bestimmen. Das soll so praxisnah wie möglich beschrieben werden. Der Zeitfaktor spielt in der medizinischen Mikrobiologie eine wesentliche Rolle. Ich gehe davon aus, dass im Regelfall in den Laboren keine biochemischen Tests mehr selbst hergestellt werden. Mittlerweile stehen ausreichend hochwertige kommerzielle biochemische Testsysteme im Handel zur Verfügung. Eine kleine Auswahl an Lieferadressen finden Sie am Ende des Buches. Ich kann Sie, werter Leser, demzufolge mit den üblichen umfangreichen Tabellen über Fermentations- und Assimilationsreaktionswerten verschonen. In Einzelfällen weise ich auf wichtige biochemische Stoffwechselleistungen hin. Das Gleiche gilt für die Anzuchtmedien, von denen es in der Mykologie eine unübersehbare Zahl gibt. Ich beschränke mich ausschließlich auf einige wenige Medien, die sehr gebräuchlich und dazu auch noch im Handel zu beziehen sind. Bei der Lebendbeobachtung auf Reis-Agar mit Deckglas wurde die Farbeinstellung zur besseren Kontrastierung der Strukturen beim Fotografieren variiert. Der Untersuchungsgang wird bei jeder Gattung bzw. Art dargestellt. Die wenigen wichtigsten Methoden und Färbungen sind in einem eigenen Kapitel zusammengefasst. Bei den kommerziellen Tests ist genau nach Gebrauchsanleitung zu verfahren.

Man sollte sich nicht täuschen lassen und annehmen, dass allein die vom Handel angebotenen Testsysteme Labormitarbeiter befähigen, Pilze mit wenig mykologischer Kenntnis und Erfahrung fehlerfrei bestimmen zu können. Das liegt daran, dass die biochemischen Ergebnisse immer mit der Morphologie der Art übereinstimmen müssen. Dafür ist aber erst einmal die Kenntnis, wie eine Art auszusehen hat, Voraussetzung. Die biochemischen Testsysteme sind in der Regel nur bei den Hefepilzen anwendbar. Für Schimmelpilze und Dermatophyten existieren solche käuflichen Bestimmungssysteme nicht. Sequenzierungsmethoden und andere molekulargenetische Bestimmungen dürften den Ausnahmefällen vorbehalten sein. Ganz ohne morphologische Kenntnisse zur Kontrolle der Ergebnisse kommen auch diese letztgenannten Methoden nicht aus.

Bisherige Bestimmungsbücher basieren auf Zeichnungen der idealisierten Strukturen der Pilze. Ich verzichte bewusst auf dieses Hilfsmittel, da die wichtigen Strukturen besser in der Wirklichkeit zu erfassen sind. Das Bestimmungsbuch soll ein praktischer Ratgeber sein – sei es im klinisch ausgerichteten Labor, im Studium der Medizin, bei der MTA-Ausbildung und wo immer es auch sei. Für weitergehende Fragen muss ich auf mykologische und mikrobiologische Lehrbücher und das Internet verweisen. Die Nomenklatur der Pilze ist einer ständigen Diskussion unterworfen. Ich benutze die gebräuchlichste Bezeichnung, und zwar den Namen der ungeschlechtlichen Vermehrungsform. Falls auch die sexuelle Vermehrungsform häufiger benutzt wird, habe ich diese in Klammern dahinter gestellt.

Das äußere Erscheinungsbild eines Pilzes kann in gewissen Grenzen vom Idealtypus abweichen. Der Untersucher muss sich immer wieder versichern, ob eine leicht abweichende Form noch als eine natürliche Variante der morphologischen Merkmale des Pilzes akzeptabel ist. Ein unschätzbares Hilfsmittel ist die Größenmessung, obwohl auch die Größen in gewissen Grenzen variieren. Wesentliche Bezeichnungen in Fotos kennzeichnen die Besonderheiten und lassen sie sofort in anderen Bildern wiederfinden. Der Text der Bildbeschreibung auf der jeweils linken Buchseite geht darauf ein.

Die Fotos wurden durch ein Axioskop 2, die Kamera Typ AxioCam MRc5 und das Programm Axiovision, alles von der Firma Zeiss, aufgenommen. Auf eine möglichst naturgetreue Abbildung in den Fotos wurde besonderer Wert gelegt. Die Fotos wurden in der Bildverarbeitung nicht „geschönt". Die Farbe in den Fotos kommt bei den lebenden Hefekulturen zur besseren Kontrastie-rung von der Beleuchtung im Mikroskop. Schimmelpilze und Dermatophyten wurden, wie in der Mykologie üblich, überwiegend gefärbt. Bewusst habe ich darauf verzichtet (was bei der vorhandenen Software leicht möglich gewesen wäre), die interessantesten Details in den Fotos auszuschneiden und nachträglich zu vergrößern. Meine Absicht ist, dem Betrachter bei der eigenen Arbeit das Wiederfinden der Einzelheiten, auf die es ankommt, im mikroskopischen Bild zu erleichtern. Ein kurzer Methodenteil und ein alphabetisches Namensregister schließen das Werk ab.

Und nun wünsche ich Ihnen ein gutes Gelingen bei der Arbeit und Freude beim Betrachten der Fotos.

Inhaltsverzeichnis

Einführung 7

1 Hefeartig wachsende Pilze 12

1.1 Die Bestimmung der Hefen... 12
1.2 Pilze im nach Gram-gefärbten klinischen Material 12
1.3 Candida albicans.. 14
1.4 Candida cacaoi (Pichia farinosa) 16
1.5 Candida ciferrii (Hansenula anomala, Pichia ciferrii) 16
1.6 Candida colliculosa (Torulaspora delbrueckii) 18
1.7 Candida dubliniensis 18
1.8 Candida famata (Debaromyces hansenii) 20
1.9 Candida glabrata 20
1.10 Candida guilliermondii... 22
1.11 Candida humicola (Cryptococcus humicola) 22
1.12 Candida inconspicua.. 24
1.13 Candida intermedia... 24
1.14 Candida kefyr (Kluyveromyces marxianus) 26
1.15 Candida krusei (Issatchenkia orientalis) 28
1.16 Candida lipolytica (Yarrowia lipolytica) 30
1.17 Candida lusitaniae (Clavispora lusitaniae) 30
1.18 Candida norvegensis (Pichia norvegensis) 32
1.19 Candida parapsilosis (orthopsilosis)............................. 32
1.20 Candida pelliculosa (Pichia anomala, Hansenula anomala).......... 34
1.21 Candida pulcherrima (Metschnikowia pulcherrima) 34
1.22 Candida rugosa 36
1.23 Candida sake.. 36
1.24 Candida tropicalis.. 38
1.25 Candida utilis (Pichia jadinii)................................. 38
1.26 Candida valida (Pichia membranefaciens) 40
1.27 Candida zeylanoides... 40
1.28 Cryptococcus (Filobasidiella) neoformans........................ 42
1.29 Rhodotorula glutinis 44
1.30 Hansenula (Williopsis) saturnus 44
1.31 Saccharomyces cerevisiae 46
1.32 Geotrichum (Dipodascus) capitatum 48
1.33 Trichosporon asahii... 48
1.34 Exophiala (Wangiella) dermatitidis 50
1.35 Malassezia (Pityrosporum) furfur 50

1.36 Sporobolomyces (Sporidiobolus) roseus.................................... 52

1.37 Pneumocystis jiroveci (carinii) 54

1.38 Prototheca wickerhamii 56

1.39 Sporothrix schenckii 56

2 Zygomyzeten... 58

2.1 Mucor spec.. 58

2.2 Rhizomucor (Mucor) pusillus 58

2.3 Rhizopus microsporus, Rhizopus oryzae 60

2.4 Rhizopus microsporus.. 60

2.5 Rhizopus stolonifer (nigricans) 62

2.6 Cunninghamella bertholletiae.. 62

3 Schimmelpilze (Hyphomyzeten) 64

3.1 Aspergillus-Arten... 64

3.2 Aspergillus candidus... 64

3.3 Aspergillus fischerianus (Neosartorya fischeri) 66

3.4 Aspergillus flavipes... 66

3.5 Aspergillus flavus... 68

3.6 Aspergillus fumigatus.. 70

3.7 Aspergillus-Mischinfektionen 72

3.8 Aspergillus (Emericella) nidulans...................................... 72

3.9 Aspergillus niger.. 74

3.10 Aspergillus oryzae 76

3.11 Aspergillus terreus... 76

3.12 Aspergillus ustus 78

3.13 Aspergillus versicolor... 78

3.14 Fusarium-Arten 80

3.15 Fusarium solani (Nectria haematococca)............................... 80

3.16 Fusarium oxysporum 82

3.17 Fusarium culmorum.. 82

3.18 Fusarium dimerum... 84

3.19 Penicillium-Arten 84

3.20 Penicillium brevicompactum.. 86

3.21 Penicillium camemberti... 86

3.22 Penicillium chrysogenum (früher Penicillium notatum)................. 88

3.23 Penicillium decumbens.. 88

3.24 Penicillium marneffei 90

3.25 Paecilomyces-Arten 90

3.26 Paecilomyces variotii 92

3.27 Paecilomyces lilacinus.. 92

4 Schwärzepilze (Dematiaceae) **94**

4.1 Scedosporium apiospermum (Pseudoallescheria boydii) 94

4.2 Scedosporium apiospermum und Akanthamöben 94

4.3 Scopulariopsis brevicaulis 96

4.4 Scedosporium prolificans (früher Scedosporium inflatum) 96

4.5 Cladosporium cladosporioides 98

4.6 Cladosporium herbarum 98

4.7 Ochroconis gallopava 100

4.8 Alternaria alternata (früher Alternaria tenuis) 100

4.9 Phoma-Arten 102

4.10 Chaetomium-Arten 102

5 Hautpilze (Dermatophyten) **104**

5.1 Epidermophyton floccosum 104

5.2 Microsporum audouinii 106

5.3 Microsporum canis 106

5.4 Microsporum gypseum 108

5.5 Trichophyton ajelloi 110

5.6 Trichophyton interdigitale 110

5.7 Trichophyton mentagrophytes 112

5.8 Trichophyton rubrum 114

5.9 Trichophyton schoenleinii 114

5.10 Trichophyton terrestre 116

5.11 Trichophyton tonsurans 116

6 Methoden **118**

6.1 Gram-Färbung 118

6.2 Lactophenolblau-Färbung 118

6.3 Trichrom-Färbung für Pilze 119

6.4 Tusche-Färbung 119

6.5 Deckglaskultur auf Reis-Agar 119

6.6 Keimschlauchtest 120

7 Lieferadressen von Testkits und Diagnostika **121**

8 Literatur **122**

9 Index **123**

1 Hefeartig wachsende Pilze

1.1 Die Bestimmung der Hefen

Hefen werden auch als Sprosspilze bezeichnet. Der Name deutet auf die Vermehrung durch Sprossung hin. Die ist leicht an dem vorgestülpten Bläschen zu erkennen. Es vergrößert sich immer mehr, bis es zu einer eigenständigen Hefezelle ausgewachsen ist.

Hefen sind vor allem die Verursacher opportunistischer Pilzinfektionen. Die Infektion geht häufig vom besiedelten Gastrointestinaltrakt aus. Das zahlenmäßige Vorkommen in klinischem Untersuchungsmaterial gibt Aufschluss über die diagnostische Wertigkeit bezüglich der Infektionsursache. Allgemein gilt, dass man bei einem quantitativen Wachstum von 1 Million Sprosspilzen und mehr in einem Milliliter Sputum oder einem Gramm Stuhl und ab 1 Tausend Sprosspilze und mehr pro Milliliter Urin von einem dringenden Mykoseverdacht ausgehen muss. Ein dringender Mykoseverdacht ergibt sich weiterhin aus der Tatsache, dass eine Hefe rasenartig auf der Haut oder auf der Schleimhaut wächst. Ein wiederholter Nachweis der gleichen Art bekräftigt den Verdacht. Bei klinischem Untersuchungsmaterial, welches normalerweise mikrobiologisch steril sein sollte, zählt jeder einzelne Nachweis. Eine Kultur des Originalmaterials speziell auf Hefen (z. B. Sabouraud-Agar mit Antibiotika und möglichst noch mit niedrigem pH-Wert) ist nötig, um ein selektives Wachstum von Hefen zu erzielen. Chrom-Agar verschiedener Hersteller für Hefen sind selektiv und unterdrücken das Bakterienwachstum weitgehend. Allerdings wachsen die Hefe-Kolonien auf Chrom-Agar nicht so schnell und so groß.

In der Kultur ähneln die Hefe-Kolonien häufig denen von Bakterien. Ein Gram-Präparat gibt Aufschluss. Aber auch Gram-Färbungen der Originalmaterialien, wie Sputum, BAL usw. zeigen deutliche Unterschiede in Größe und Form von Sprosspilzen und Bakterien.

1.2 Pilze im nach Gram-gefärbten klinischen Material

Rechts oben (Tafel 1): Sprosspilze, Gram-Färbung, Vergr. 1000fach

Die Gram-Färbung ist die wichtigste und häufigste Färbung auf Bakterien. So kommen unweigerlich ab und zu auch Pilze im Präparat vor. Im Sputum des Patienten fallen sofort die zahlreichen dunkelvioletten Hefezellen auf. Sie sind mehrere µm breit und lang und damit deutlich größer als Bakterien. Der Vorgang der Vermehrung durch Sprossung ist an mehreren Stellen sichtbar. Gleichzeitig ist damit auch das Pseudomyzel als solches einzuordnen. Bei den großen rosaroten Flecken im Präparat handelt es sich um Schleim.

Rechts unten: Myzel, Gram-Färbung, Vergr. 1000fach

Von links oben nach rechts unten zieht sich im Sputum-Präparat ein verzweigter Strang eines Schimmelpilzmyzels. Der Strang ist dünner und auch mehr rosa im Vergleich zu dem Pseudomyzel im oberen Foto. Die Septen sind leider nur unscharf zu erkennen. Manchmal können Stäbchen-Bakterien, vor allem wenn sie mit Antibiotika anbehandelt sind und sich nach der Teilung nicht mehr trennen, ebenfalls lange „Fäden" bilden. Als wichtigstes Unterscheidungsmerkmal sollte man sich merken, dass Pilze immer einen Durchmesser des „Fadens" von mindesten 2 µm haben, Bakterien jedoch weniger. Massen von grampositiven Kokken-Bakterien in Haufen und in Ketten sind im rechten Bildteil vor allem in und auf der Epithelzelle auszumachen.

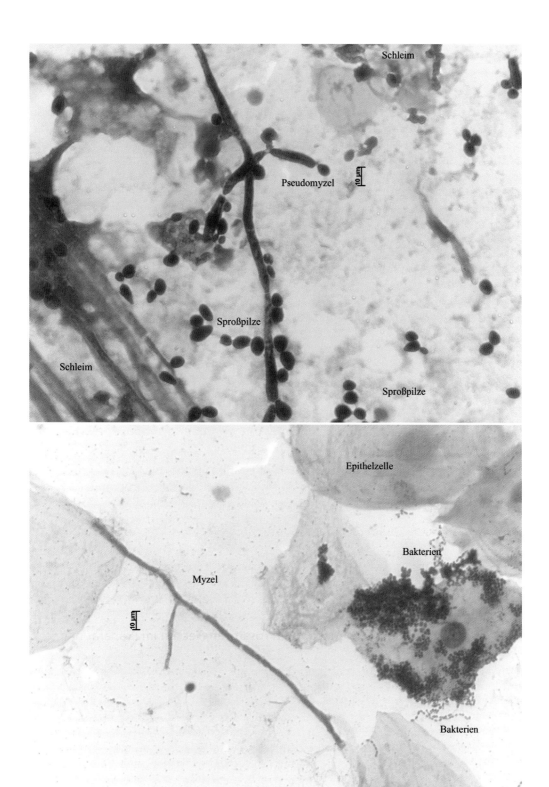

Tafel 1

Oben: Sputum, Gram-Färbung, Vergrößerung 1000fach

Unten: Trachealsekret, Gram-Färbung, Vergrößerung 1000fach

13

1.3 Candida albicans

Candida albicans bewohnt natürlicherweise die menschlichen Schleimhäute, allerdings in eher niedrigen Keimzahlen. Er kann sich nur vorübergehend in der Umgebung aufhalten. Von der Besiedlung sind alle Altersgruppen betroffen, vom Säugling bis zum Greis. Beide letztgenannten Gruppen sind wegen noch nicht ausreichend entwickelter bzw. nicht mehr gut funktionierender Abwehr vermehrt von Candida-Infektionen betroffen (z. B. Soor). Die Candida albicans-Infektion ist die häufigste aller Sprosspilzinfektionen. Sie ist in der Regel endogenen Ursprungs. Es gibt eine Reihe von prädisponierenden Faktoren, die Pilzinfektionen und damit auch Candida-Infektionen begünstigen. Die disseminierte Candidose geht häufig vom besiedelten Gastrointestinaltrakt aus.

Kultur

Die Art wächst schnell. Innerhalb von 1 bis 2 Tagen erscheinen gewölbte Kolonien mit glattem Rand. Sie sind weiß bis elfenbeinfarben, von pastöser Konsistenz. Die Kultur gedeiht gut sowohl bei 37 °C als auch bei Zimmertemperatur. Nur ausnahmsweise und nach mehreren Tagen entwickeln sich so genannte Rauformen mit ausgefranstem Kolonierand.

Mikroskopie

Die Deckglaskultur auf Reis-Agar bei 20 bis 25 °C (nicht wärmer!) ist unabdingbar zur Beobachtung der lebenden, unbeschädigten und bedeutsamen Strukturen. Damit wird zum einen sichergestellt, dass sich Sprosszellen, Pseudomyzel und Chlamydosporen ungestört entwickeln können; zum anderen die Bilder nicht durch das Herstellen von gefärbten Präparaten an Aussagekraft verlieren.

Der Keimschlauchtest ist bei Candida albicans immer positiv. Eine biochemische Absicherung der Artbestimmung erübrigt sich im Regelfall, da das Vorkommen von Chlamydosporen bei Hefen (von dem Sonderfall C. dubliniensis einmal abgesehen) einzigartig ist.

Rechts oben

Die Deckglaskultur auf Reis-Agar zeigt bei dieser Art bereits nach 2 Tagen ein charakteristisches Bild. Die Sprosszellen sind mittelgroß im Vergleich zu anderen Candida-Arten und haben eine ovale Form. Später bildet sich vor allem vom Deckgläschenrand ausgehend Pseudomyzel mit kugelrunden, doppellichtbrechenden Chlamydosporen am Ende. Im Innern des Pseudomyzels sind die Vakuolen als kleine Kügelchen sichtbar. Manche Stämme bilden nur spärlich Pseudomyzel und Chlamydosporen.

Wenn sich auch nach mehreren Tagen trotz positivem Ergebnis im Keimschlauchtest keine Chlamydosporen zeigen, sollte an die Varietät oder neue Art Candida africana gedacht werden.

Rechts unten

In der Reis-Agar-Deckglaskultur zeigt sich bei diesem Stamm nach 3 Tagen eine überaus reichliche Chlamydosporenbildung. Daneben finden sich zahlreiche Sprosszellen und etwas Pseudomyzel. Immer wenn so massiv Chlamydosporen gebildet werden und auch nur kurzes Pseudomyzel, kommt der Verdacht auf, dass sich dahinter auch Candida dubliniensis verbergen könnte.

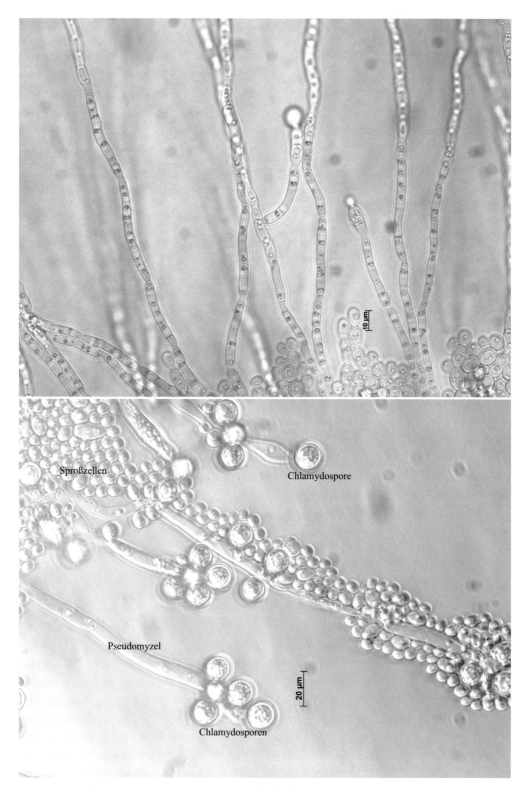

Tafel 2
Oben und unten: Reis-Agar mit Deckglas, lebend, Vergrößerung 1000fach

1.4 Candida cacaoi (Pichia farinosa)

Kultur

Die biochemische Bestimmung gestaltet sich schwierig, ist aber nicht unmöglich. In der API 20C AUX Datenbasis fehlt diese Art und wird als Candida boidinii falsch identifiziert. Im ID 32 C Identifizierungssystem ist sie zwar als Pichia farinosa enthalten, wird aber dennoch schlecht identifiziert. Die Art hat den gleichen Code wie Candida rugosa. Beide Arten lassen sich biochemisch sicher unterscheiden, da C. cacaoi Glukose fermentiert und C. rugosa nicht. Die Kolonien sind weiß, cremefarben, in flüssigen Medien bildet die Hefe eine Haut und steigt an der Gefäßwand nach oben. Die Kolonieränder sind nach einiger Zeit auf einigen Agarmedien gelappt. Einige Stämme besitzen einen fruchtigen Geruch.

Mikroskopie (rechts oben)

In der Reis-Agar-Deckglaskultur zeigen sich nach 3 Tagen eiförmige bis längliche Zellen. Sie sind mittelgroß. Ein Pseudomyzel wird nur in Ansätzen entwickelt.

1.5 Candida ciferrii (Hansenula anomala, Pichia ciferrii)

Kultur

Einige Stämme wachsen mehr wie Sprosspilze, während andere vor allem Hyphen ausbilden. Solche Kolonien können morphologisch leicht mit Sporothrix schenckii verwechselt werden. Ein recht sicheres Unterscheidungsmerkmal ist die buttrige Konsistenz der C. ciferrii-Kolonien. Die Kolonien sind leicht gewölbt, weich, weiß bis cremefarben. Die Oberfläche wird zunehmend rau mit fransigem Rand. Die Hefe wächst gut bei 30 °C, aber schlecht bei 37 °C. Auf flüssigen Medien bildet sich eine dünne Haut. Die Art besitzt eine Vielzahl an Fermenten zum assimilativen und fermentativen Abbau von Kohlehydraten. Eine deutliche Zitratreaktion hilft bei der Artbestimmung.

Mikroskopie (rechts unten)

Nach 3 Tagen beobachtet man auf Reis-Agar ein vielfältiges Wachstum. Zu sehen sind die eher kleinen und rundlichen Sprosszellen. Sie liegen in Haufen und sind nicht gleichmäßig über das Blickfeld verteilt. Das ganze Bild durchkreuzen Hyphen (Myzelstränge) mit gut sichtbaren Septen. Die Verzweigungen der Hyphen sind ganz typisch für Myzel. Verzweigungen von Pseudomyzel entstehen stets aus neuen Sprosszellen. Die Aszi bilden sich nach wenigen Tagen. Hier sind auch einige mit noch nicht entwickelten Askosporen zu sehen.

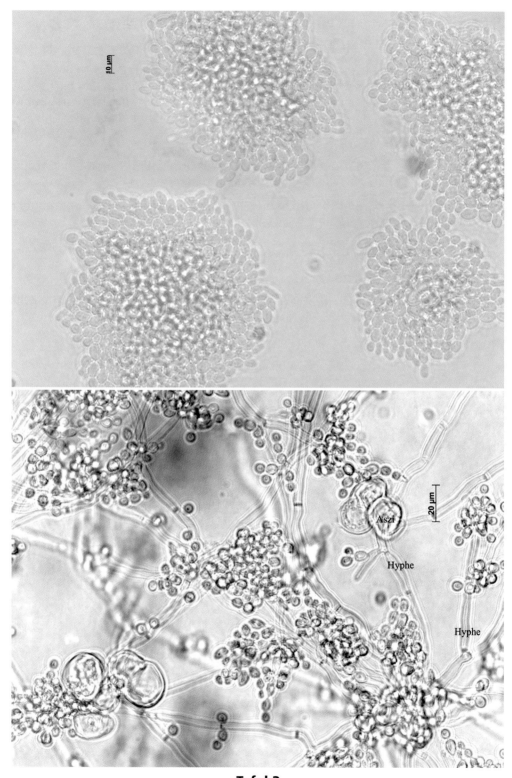

Aszi

Hyphe

Hyphe

Tafel 3

Oben und unten: Reis-Agar mit Deckglas, lebend, Vergrößerung 1000fach

17

1.6 Candida colliculosa (Torulaspora delbrueckii)

Kultur

Es bilden sich weiße, glattrandige, konvexe Kolonien mit einem abgesunkenen Zentrum (Lupe benutzen). Die Kolonien werden später etwas bräunlich. Ein leichter säuerlicher Geruch ist wahrnehmbar. Die Fermentations- und Assimilationsreaktionen sind wenig hilfreich bei der Identifizierung, da sie häufig variabel ausfallen.

Mikroskopie (rechts oben)

Nach 3 Tagen sieht man gut entwickelte Hefezellen. Es werden runde, eher größere Sprosszellen, kein Pseudomyzel und kein Myzel gebildet.

Runde Aszi mit Askosporen lassen sich mit Glück, Ausdauer (5 – 30 Tage) und geeigneten Medien (Yeast-Morphology-A., Malzextrakt-A. u. a.) bei 15 – 25 °C beobachten.

1.7 Candida dubliniensis

C. dubliniensis wurde zum ersten Mal 1995 als eigenständige Art beschrieben und wird überall auf der Welt aus menschlichem Untersuchungsmaterial isoliert.

Kultur

Die Art wächst im Unterschied zu C. albicans schlecht bei 42 °C. Die Kolonien wachsen sonst aber gut bei Zimmertemperatur und auch bei 37 °C. Die Kolonien sehen so wie die von C. albicans aus. Sie sind leicht gewölbt, glatt, weiß bis elfenbeinfarben. C. dublinenesis ist von C. albicans in der Regel biochemisch abgrenzbar. Wenn der Verdacht aufgrund der Mikroskopie aufkommt, dass es sich um einen C. dublinensis handeln könnte, muss die biochemische Testung unbedingt angeschlossen werden.

Mikroskopie (rechts unten)

Bei max. 25 °C bilden sich auf dem Reis-Agar mittelgroße, ovale Sprosszellen, etwas Pseudomyzel und auffallend viele Chlamydosporen. Häufig reihen sich sogar mehrere Chlamydosporen hintereinander oder bilden Trauben von Chlamydosporen. Das Pseudomyzel kann in seltenen Fällen sogar fehlen und man hat den Eindruck, dass die ganze Population nur aus Chlamydosporen besteht.

Als einzige Art bildet sie Chlamydosporen auf Staib-Agar. Im Keimschlauchtest ist die Art positiv.

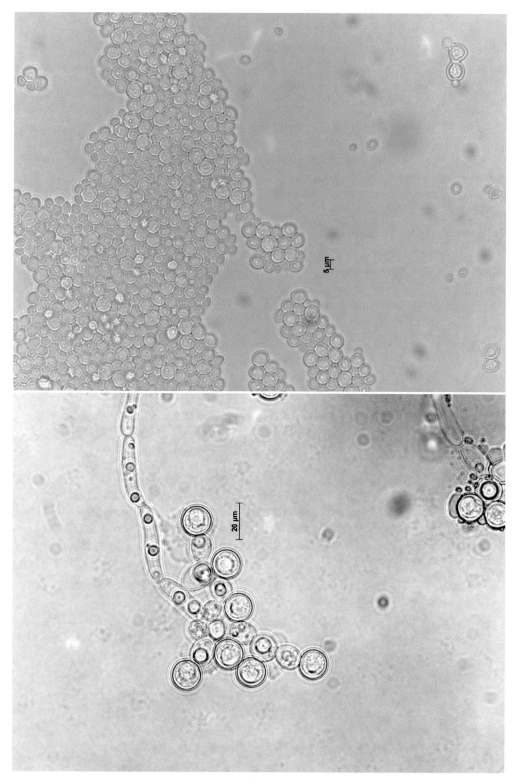

Tafel 4
Oben und unten: Reis-Agar mit Deckglas, lebend, Vergrößerung 1000fach

19

1.8 Candida famata (Debaromyces hansenii)

Die Hefe kommt in der Natur weltweit vor.

Kultur

Die Kolonien sind klein, leicht gewölbt, glatt, weiß bis elfenbeinfarben. In der Koloniemitte erhebt sich ein kleines Spitzchen. Es ist mit der Lupe gut zu erkennen. Die Art wächst gut bei Zimmertenperatur bis 35 °C. Es entsteht ein leichter Gärungsgeruch. Fermentationsreaktionen sind meist nur schwach ausgeprägt. C. famata besitzt eine Vielzahl an Fermenten zum assimilativen Abbau von Kohlehydraten. Die Assimilationsreaktionen unterscheiden sich nicht von Candida guilliermondii. Eine positive Zitratreaktion kann bei C. famata manchmal helfen. Eine sichere Unterscheidung kann daher nur die Mikroskopie ergeben.

Mikroskopie (rechts oben)

Dazu benötigt man die Reis-Agar-Deckglaskultur. Nach 3 Tagen beobachtet man die lebenden, ungefärbten Hefezellen. Die Sprosszellen sind klein, rundlich bis oval. Es bildet sich kein Pseudomyzel. Auf speziellen Medien können nach Wochen und niedriger Temperatur manchmal runde Asci mit je einer Askospore beobachtet werden.

1.9 Candida glabrata

Diese Hefe findet sich vor allem im Intestinaltrakt von Mensch und Tier und gehört zur normalen Darmflora. Unter bestimmten Umständen ist die Art wie die anderen beschriebenen Arten allerdings als Infektionserreger anzusehen. Gegenüber den Imidazolen (z. B. Fluconazol, Itraconazol) zeigt die Art häufig nur eine mäßige Empfindlichkeit.

Kultur

Die Kolonien sind glänzend, glatt, gewölbt, weiß bis elfenbeinfarben. Sie wachsen sowohl bei Zimmertemperatur als auch bei bis zu 37 °C zügig und sogar noch bei 42 °C. Die Art kommt öfter in Mischkulturen mit anderen Candida-Arten wie z. B. C. albicans vor. Die Kolonien sind gewöhnlich schlecht zu unterscheiden. Abhilfe kann die Verwendung von Bengal-Rose-Agar oder Chrom-Agar bringen. C. glabrata kann einzig Glukose fermentativ abbauen. Sichere positive Assimilationsreaktionen sind Glukose und Trehalose.

Mikroskopie (rechts unten)

Die häufige Art in klinischem Untersuchungsmaterial bereitet bei ihrer Bestimmung wenig Schwierigkeiten. Auf Reis-Agar wachsen die Sprosszellen zügig, Sie sind klein und oval. Pseudomyzel und auch echtes Myzel werden niemals gebildet.

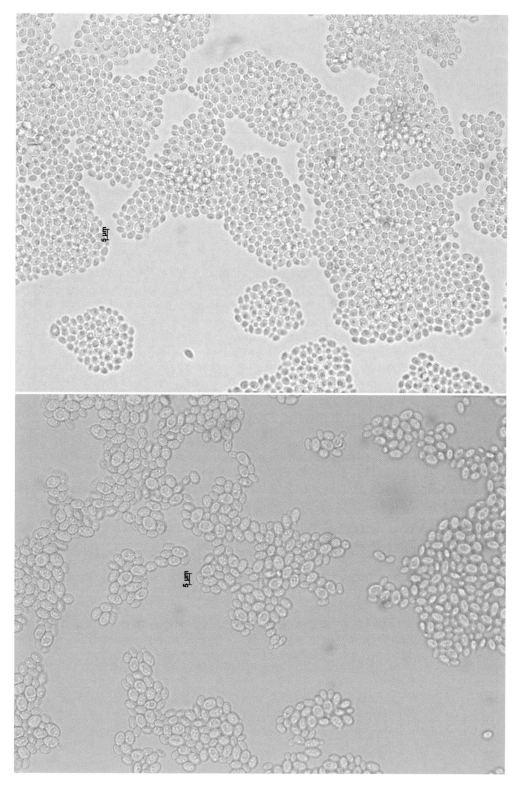

Tafel 5
Oben und unten: Reis-Agar mit Deckglas, lebend, Vergrößerung 1000fach

21

1.10 Candida guilliermondii

Der Sprosspilz lebt als Saprophyt auf der menschlichen Haut sowie Schleimhaut und kann wie andere Hefen auch unter ungünstigen Umständen zu einem Infektionserreger werden.

Kultur

In der Primärkultur auf Sabouraud-Agar sehen die Kolonien weiß bis cremefarben aus. Sie glänzen leicht. Der Kolonierand ist glatt, und in der Mitte der Kolonie erhebt sich ein kleines Spitzchen, das mit der Lupe hübsch anzusehen ist. Die Kolonien wachsen gut bei 37 °C und lassen sich bei gemischten Kulturen durch Bengal-Rose-Agar oder Chrom-Agar abtrennen. C. guilliermondii assimiliert und fermentiert eine Vielzahl an Zuckern. Es kann zu gleichen Codes z. B. mit Candida famata in den biochemischen Tests kommen.

Mikroskopie (rechts oben)

In der Deckglaskultur entwickeln sich bei 25 °C kleine, ovale Sprosszellen. Erst nach 3 – 5 Tagen zeigt sich kurzes Pseudomyzel, das typischerweise auch in die Höhe wächst. Selbst noch im Foto (im Mikroskop ist das viel besser zu beobachten) ist diese Eigenart zu sehen. Das Pseudomyzel wächst gewöhnlich nur an einzelnen Stellen in der mit einem Objektträger bedeckten Kultur. Man braucht zum Mikroskopieren daher auch ein wenig Geduld bei der Suche nach dem vereinzelten Pseudomyzel

1.11 Candida humicola (Cryptococcus humicola)

Kultur

Auf Malz-Extrakt-Agar wachsen die Kolonien weiß bis cremefarben. Sie können etwas schleimig sein oder auch trocken. Nach mehreren Tagen faltet sich die Oberfläche. Die Kultur wächst gut bei 30 °C, aber nicht bei 37 °C. Die Harnstoff- und Zitratreaktionen sind positiv, Nitrat ist negativ. Es gibt keine Fermentation, dafür aber eine Menge an Assimilationsreaktionen.

Mikroskopie (rechts unten)

Der Blick auf die Reis-Agar-Kultur zeigt nach etwa 3 Tagen folgendes Bild:

Die Sprosszellen haben unterschiedliche Form und Größe. Das Pseudomyzel wächst etwas wirr und fransig. Das Pseudomyzel wächst trotz des Deckgläschens auch in die Höhe.

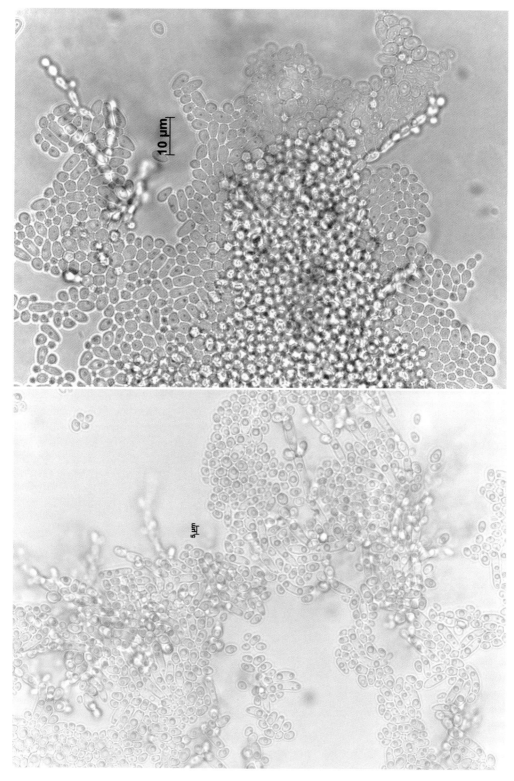

Tafel 6
Oben und unten: Reis-Agar mit Deckglas, lebend, Vergrößerung 1000fach

1.12 Candida inconspicua

Kultur

Die Kolonien sind gewölbt, glatt, glänzend, weiß bis elfenbeinfarben. Die Art wächst sowohl bei Zimmertemperatur als auch bei 37 °C recht schnell. Bei einer gemischten Kultur mit anderen Hefen lassen sich die Kolonien mit Bengal-Rose-Agar oder Chrom-Agar abtrennen. C. inconspicua verfügt über keine Fermentationsmöglichkeiten und besitzt nur wenige Enzyme zum Abbau von Kohlenhydraten. Im Unterschied zu C. glabrata ist bei C. inconspicua die Trehalose-Reaktion negativ.

Mikroskopie (rechts oben)

Nach 3 Tagen sind die Sprosszellen auf dem Reis-Agar unter dem Deckglas klein und oval. Pseudomyzel oder Myzel werden nicht gebildet. Mikroskopisch ist die Art von der ebenfalls häufiger vorkommenden Art C. glabrata nicht zu unterscheiden

1.13 Candida intermedia

Kultur

Die Kolonien sind gewölbt, glatt, glänzend, weiß bis elfenbeinfarben. C. intermedia wächst gut bei 20 – 37 °C. Frisch bewachsene Sabouraud-Platten haben einen leicht alkoholischen Geruch. Die Hefe baut viele Zucker sowohl auf fermentativem als auch assimilativem Wege ab.

Mikroskopie (rechts unten)

Die Sprosszellen sind nach 3 Tagen Wachstum auf Reis-Agar länglich oval und mittel-groß. Schon sehr früh bildet sich ein reich verzweigtes Pseudomyzel. In der 400-fachen Vergrößerung ergibt sich ein buschiges Aussehen.Es fällt weiter auf, dass die einzelnen Sprosszellen im Pseudomyzel eine „Kette von Gliedern" bilden. Jedes einzelne „Glied" ist dabei nicht langgestreckt wie oftmals bei anderen Arten. Man hat hier wirklich keine Schwierigkeiten, sie von echtem Myzel zu unterscheiden.

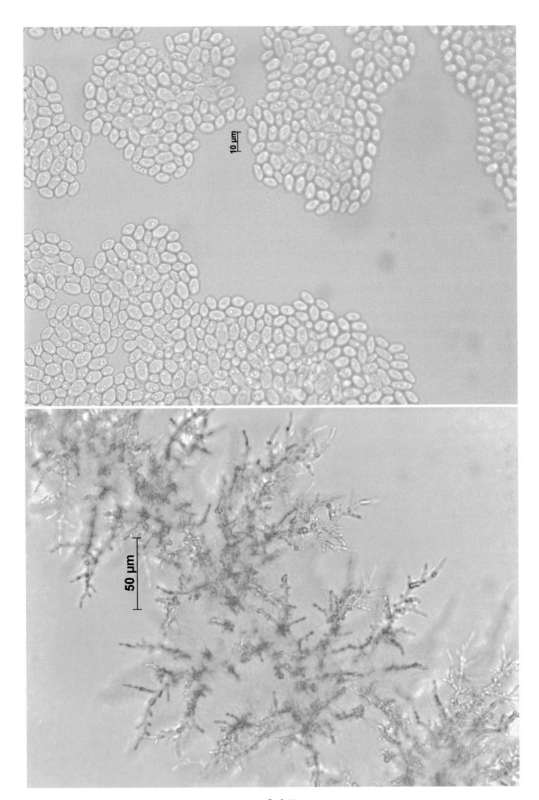

Tafel 7
Oben: Reis-Agar mit Deckglas, lebend, Vergrößerung 1000fach
Unten: Reis-Agar mit Deckglas, lebend, Vergrößerung 400fach

1.14 Candida kefyr (Kluyveromyces marxianus)

Die Hefe lebt auf den Schleimhäuten des Menschen, kommt aber auch recht häufig in vielen Nahrungsmitteln (Joghurt, Kefir, Obst) vor.

Kultur

Die Kolonien sind flach gewölbt, matt glänzend, weiß, cremefarben und manchmal mit hellgrauem oder rosa Schimmer. Die Koloniemitte ist etwas erhöht und der Rand der Kolonie glatt, manchmal nach mehreren Tagen Wachstum leicht gelappt. Die Hefe wächst gut bei Zimmertemperatur und auch bei 37 °C. Wenn man mit der Öse Koloniemasse abnimmt, bemerkt man, dass die Kolonie auch etwas in das Medium eingewachsen ist und nicht nur, wie zumeist üblich, oberflächlich aufliegt. Auf frisch bewachsenem Sabouraud-Agar ist der charakteristische aromatische Obstgeruch mit leichter alkoholischer Note nicht zu verkennen. Beim Öffnen des Petrischalendeckels strömt er heraus. C. kefyr vermag viele Kohlenhydrate auf fermentativem und assimilativem Wege abzubauen.

Mikroskopie

Die Sprosszellen sind mittelgroß, oval bis länglich oval. Es bildet sich früh, aber nicht reichlich Pseudomyzel. Das bedeutet, dass vereinzelt „buschige Zweige" aus dem Kolonierand unter dem Deckgläschen herausragen.

Nach 2 – 5 Tagen bei 17 – 25 °C kann die Bildung von Askosporen auf 1 % Malzextrakt-Agar beobachtet werden. Es bilden sich 1 – 4 Sporen in einer Zelle (Ascus). Bald nach der Entwicklung befreien sie sich aus dem Ascus.

Rechts oben

Reis-Agar-Deckglaskultur, 3 Tage alt, lebend, ungefärbt, 1000-fache Vergrößerung.

Die ovalen Sprosszellen haben etwa eine Länge von 6 – 10 µm und sind 4 – 6 µm breit. Sie wachsen selbst unter dem Deckgläschen etwas in die Höhe.

Rechts unten

Reis-Agar-Deckglaskultur, 3 Tage alt, lebend, ungefärbt, 1000-fache Vergrößerung.

Vereinzelt entwickelt sich bäumchenartiges Pseudomyzel. Die dünnen Sprosszellwirtel bestehen aus zwei oder drei länglich ovalen Sprosszellen.

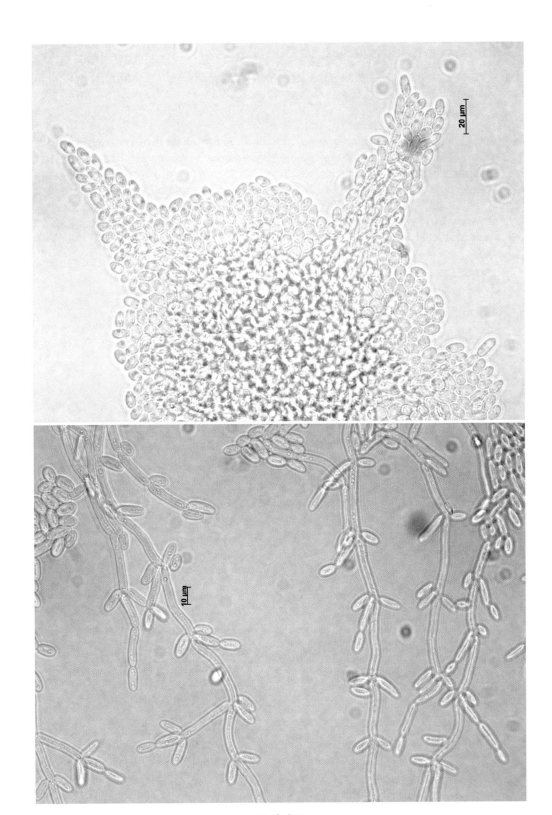

Tafel 8
Oben und unten: Reis-Agar mit Deckglas, lebend, Vergrößerung 1000fach

27

1.15 Candida krusei (Issatchenkia orientalis)

Es ist eine in der Natur weit verbreitete Hefeart, einschließlich der tierischen und menschlichen Habitate.

Kultur

Die Kolonien wachsen ziemlich schnell bei Zimmertemperatur und auch bei bis zu 40 °C. Sie sind leicht gewölbt, haben eine anfangs matt glänzende, trockene, später raue Oberfläche. Nach 2 – 3 Tagen sehen viele Stämme gefaltet aus. Viele zeigen nach Tagen einen fransigen Kolonierand. In flüssigen Medien bildet der Pilz eine Haut und kriecht am Röhrchenrand beziehungsweise an den Rändern von Mikrotiterplatten hoch. C. krusei fermentiert nur Glukose und assimiliert außer Glukose nur wenige selten geprüfte Reaktionen. Das Zitrat ist meist schwach positiv.

Ganz offensichtlich kommen viele Varietäten dieser Art vor. In Mischkulturen mit anderen Hefen lassen sie sich durch Bengal-Rose-Agar oder Chrom-Agar isolieren. Der Pilz strömt einen starken Hefegeruch aus, vergleichbar dem der Bäckerhefe.

Mikroskopie

Die Sprosszellen sind alle mittelgroß und langgestreckt, zylinderförmig. Askosporen werden nur selten und dann nur auf speziellen Medien beobachtet.

Rechts oben

Hier ist auf Reis-Agar nach 3 Tagen eine häufige Varietät zu sehen, die nur wenig Pseudomyzel bildet. Das Pseudomyzel treibt nur wenig „Verästelungen" oder bleibt in den Ansätzen zur Pseudomyzel-Bildung stecken.

Rechts unten

Im unteren Bild ist ebenfalls auf Reis-Agar die Variante mit ausgeprägter Pseudomyzel-Bildung nach etwa 3 Tagen zu sehen. Die zylinderförmigen Zellen liegen meist parallel nebeneinander.

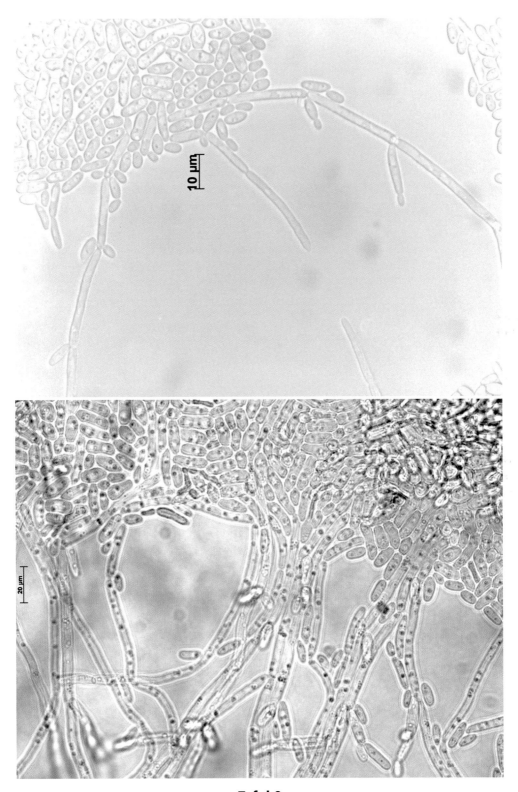

Tafel 9
Oben und unten: Reis-Agar mit Deckglas, lebend, Vergrößerung 1000fach

1.16 Candida lipolytica (Yarrowia lipolytica)

Die Art kommt in der natürlichen Umgebung vor und wird auch in Nahrungsmitteln wie Käse und Wurst gefunden. Seit langem wird die Hefe in der industriellen Fermentation, z. B. zur Produktion von Proteasen, Lipasen und als Lieferant von Proteinen verwendet.

Kultur

Die Kolonien sind nur leicht gewölbt, glatt, weiß und weich. Sie wachsen bis 37 °C mit einem fruchtigen, aromatischen Geruch. Manchmal kann der Geruch sehr intensiv, fast unangenehm sein. Auf flüssigen Medien bildet sich eine Haut. Die Art hat keine Fermentationsreaktionen und assimiliert nur wenige Zucker.

Mikroskopie (rechts oben)

In der Lebend-Beobachtung der Kultur sieht man nach 3 Tagen, dass die Mehrzahl der Sprosszellen rundlich und mittelgroß ist. Es bildet sich Pseudomyzel und manchmal, wie man im Bild sieht, auch Myzel. Die „Seitenzweige" des Pseudomyzels dagegen sind kurz und bestehen aus tropfenförmigen Zellen. Askosporen werden nur unter speziellen Bedingungen gebildet.

1.17 Candida lusitaniae (Clavispora lusitaniae)

Die Art kommt in der Natur vor und ist üblicherweise kein Bestandteil der menschlichen Flora.

Kultur

Die Kolonien sind leicht gewölbt, glatt glänzend, weich, weiß bis cremefarben. Sie wachsen gut bei 37 °C. Frisch bewachsene Medien strömen einen fruchtigen, erdbeerigen Geruch aus. Die Art zeigt eine sichere Glukose-Fermentationsreaktion und assimiliert eine Vielzahl von Zuckern.

Mikroskopie (rechts unten)

Die Sprosszellen sind unregelmäßig auf der 3 Tage alten Reis-Agar Kultur bei 24 °C gewachsen. Sie sind meist rund oder elliptisch. Einzelne Sprosszellen wachsen zu Pseudomyzel aus, das nicht gerade, sondern etwas kurvig ausssieht. Die Pseudomyzel-Bildung ist bei den meisten Stämmen kümmerlich. Zu Askosporenbildung kann es auf 1 % Malzextrakt-Agar bei 17 °C – 25 °C nach mehreren Tagen kommen.

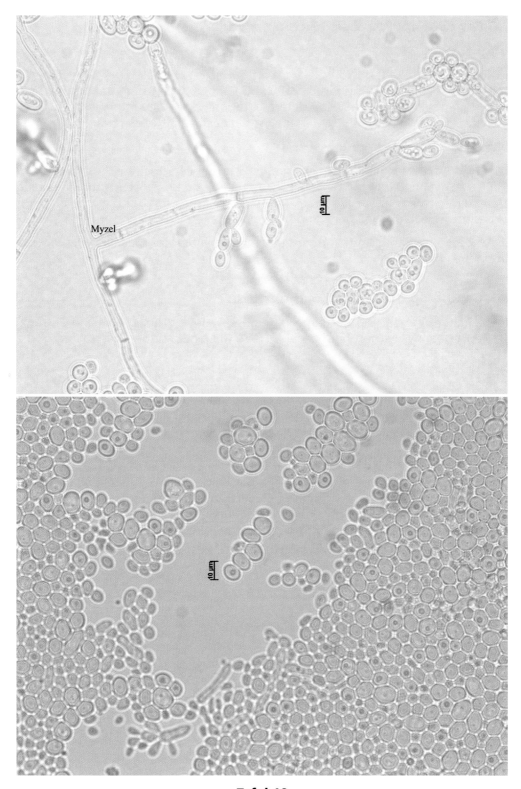

Myzel

Tafel 10
Oben und unten: Reis-Agar mit Deckglas, lebend, Vergrößerung 1000fach

1.18 Candida norvegensis (Pichia norvegensis)

Kultur

Die Kolonien sind leicht gewölbt, glatt, weich, weiß bis cremefarben. Sie wachsen gut bei bis zu 40 °C. Ein Gärungsgeruch ist wahrnehmbar, aber Fermentationsreaktionen fehlen bis auf eine schwache Glukosefermentation. Es werden nur wenige Zucker assimiliert. Ein weiteres wichtiges Merkmal ist die positive Zitratreaktion.

Mikroskopie (rechts oben)

In der Reis-Agar-Deckglaskultur wachsen die Sprosszellen uneinheitlich. Es reicht von rundlich zu oval und länglich oval. Die Sprosszellen sind im Vergleich zu anderen Candida-Arten mittelgroß. Pseudomyzel wird nur wenig gebildet und wenn überhaupt, sieht es mehr nach einigen aneinander gereihten, länglich ovalen Sprosszellen aus.

Die Askosporenbildung findet nur ausnahmsweise und unter speziellen Bedingungen statt.

1.19 Candida parapsilosis (orthopsilosis)

Die Art kommt in Nahrungsmitteln wie Gemüse, Fleisch, Wurst, Milch und Getränken vor. Sie ist beim Menschen häufiger auf Haut, in Nägeln und in den Ohren nachzuweisen.

Kultur

Die Kulturen sind flach, mattweiß, in der Mitte etwas erhöht (Lupe). Sie wachsen sowohl bei 25 °C als auch bei 37 °C. Die Hefe fermentiert Glukose und assimiliert eine Vielzahl von Zuckern.

Mikroskopie (rechts unten)

Die Sprosszellen sind in der Reis-Agar-Deckglaskultur nach 3 Tagen oval und mittelgroß. Schon früh entwickelt sich ein reich verzweigtes Pseudomyzel. C. parapsilosis verzweigt sich so filigran, so dass man an Eisblumen oder an Tannenzweige erinnert wird. In jeder ovalen bis tropfenförmigen Sprosszelle des Pseudomyzels sind Kerne und Vakuolen zu sehen. Man sieht hier schön das typische Bild, wie sich Pseudomyzel verzweigt.

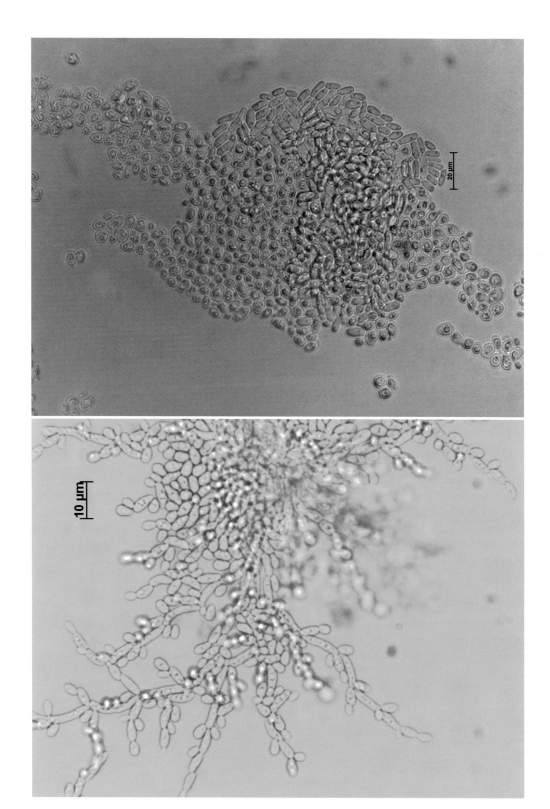

Tafel 11
Oben und unten: Reis-Agar mit Deckglas, lebend, Vergrößerung 1000fach

1.20 Candida pelliculosa (Pichia anomala, Hansenula anomala)

Die Art kommt natürlicherweise im Erdboden vor. Sie ist als Hefe an vielfältigen Herstellungsverfahren bei der Nahrungszubereitung (z. B. Sauerteig, Bier, in der asiatischen Küche) beteiligt.

Kultur

Die Kolonien sind leicht gewölbt, glatt, weich, cremefarben und mit gelapptem Kolonierand.

Die Benutzung einer Lupe oder besser noch eines Plattenmikroskops sollten routinemäßig angewandt werden. Die Kolonien wachsen recht schnell bei bis zu 37 °C. Genau wie C. norvegensis hat C. pelliculosa eine positive Zitratreaktion. C. pelliculosa ist dazu noch Nitrat-positiv. Die Hefe fermentiert und assimiliert eine Reihe von Zuckern. Die Assimilationsreaktionen unterscheiden sich von C. guilliermondii nicht. In flüssigen Medien bilden viele Stämme eine Haut.

Mikroskopie (oben rechts)

In der Reis-Agar-Deckglaskultur sind die Sprosszellen rund bis rundoval und klein bis mittelgroß. Viele Stämme bilden Pseudomyzel. Es ist dann eher kurz (wie auf dem Bild). Das Pseudomyzel wächst trotz des Deckglases auch in die Höhe.

1.21 Candida pulcherrima (Metschnikowia pulcherrima)

Die Art wird weltweit in Früchten, in den Säften verschiedener Zweige und im Nektar von Blüten gefunden. Aus klinischem Material wird sie eher selten isoliert.

Kultur

Die Kolonien sind etwas gewölbt, wachsartig, anfangs cremefarben, dann färben sie sich immer mehr roséfarben. Die helle karotinoide Färbung ist wie auch bei den Rhodotorula- und Sporobolomyces-Arten ein wichtiges Kennzeichen. Nicht vergessen sollte man in diesem Zusammenhang, dass Cryptococcus neoformans-Stämme ebenfalls eine roséfarbene Tönung annehmen können. Candida pulcherrima-Kolonien wachsen gut bei 30 °C, aber nur langsam bei 37 °C. Die Art fermentiert nur Glukose, assimiliert jedoch viele Zucker.

Mikroskopie (rechts unten)

Die Sprosszellen sind auf Reis-Agar groß und rund. Pseudomyzel oder echtes Myzel werden nicht gebildet. Mit der Zeit entwickeln sich viele Sprosszellen zu Chlamydosporen, was an der doppelten Zellwand sichtbar wird. Im Innern ist zentral eine ölhaltige Vakuole sichtbar.

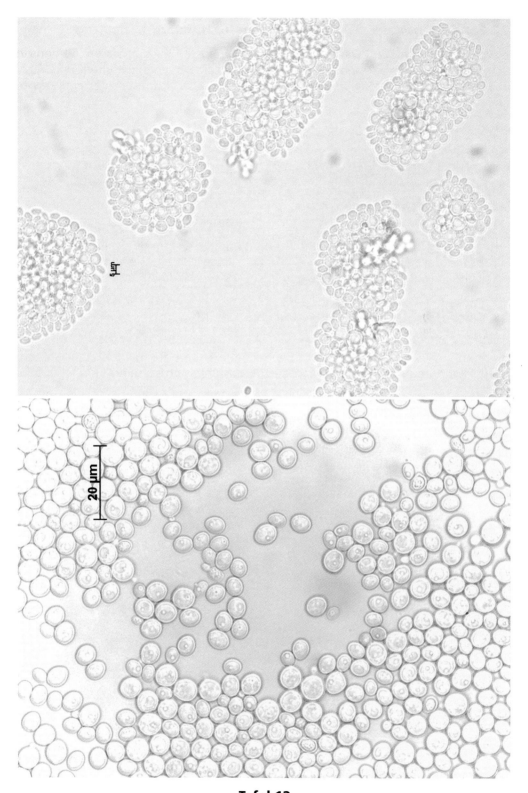

Tafel 12
Oben und unten: Reis-Agar mit Deckglas, lebend, Vergrößerung 1000fach

1.22 Candida rugosa

Die Hefe wurde zuerst im Darm von Kühen und Pferden nachgewiesen. Candida rugosa kommt zuweilen im menschlichen Intestinaltrakt vor. In der Human- und Veterinärmedizin spielt der Sprosspilz als opportunistischer Infektionserreger eine gewisse Rolle.

Kultur

Die Art entwickelt relativ kleine, weißliche Kolonien, die später cremefarben werden. Sie wächst bei Temperaturen von bis zu 37 °C. Die „klassischen" Fermentationsreaktionen sind negativ. Von reichlich bewachsenen Medien geht ein Hefegeruch aus.

Mikroskopie (rechts oben)

Die Sprosszellen sind auf Reis-Agar oval, mittelgroß und manche zylindrisch länglich, manche leicht gekrümmt. Nach einigen Tagen bildet sich Pseudomyzel. Auf dem Foto ist die Pseudomyzelbildung erst am Anfang der Entwicklung. Die Sprosszellen verlängern sich immer mehr und „verzweigen" sich fast rechtwinklig.

1.23 Candida sake

Der Pilz kommt natürlicherweise weltweit in der Umwelt vor und nicht, wie man vielleicht glauben könnte, ausschließlich bei der Sake-Zubereitung. Im letzten Jahrzehnt sind HIV-Patienten mit Infektionen in der Mundhöhle und diesem Keim beschrieben worden.

Kultur

Die Kolonien sind weiß bis elfenbeinfarben, pastös, ohne besondere Auffälligkeiten. Sie wachsen relativ schnell bei Temperaturen bis 33 °C. Glukose und Galaktose werden fermentiert.

Mikroskopie (rechts unten)

Die Sprosszellen sind rund und etwas größer als bei den Candida-Arten allgemein üblich. Pseudomyzel bildet sich nur ansatzweise und besteht aus wenigen zylindrischen Zellen hintereinander.

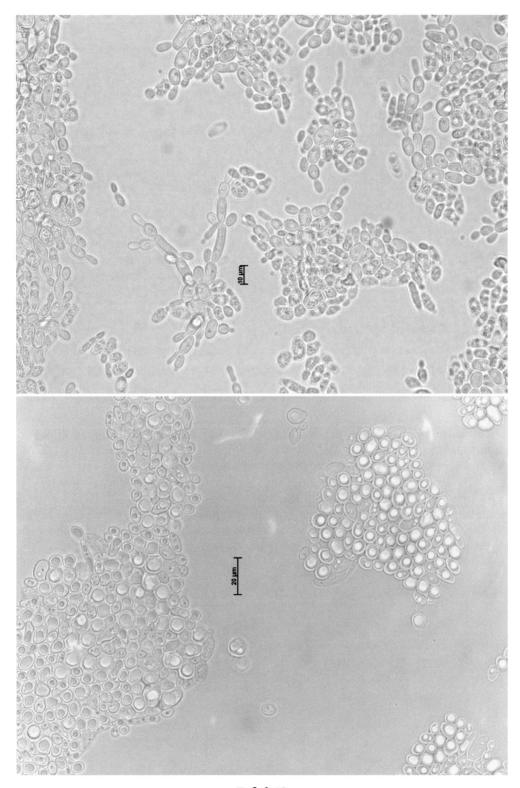

Tafel 13
Oben und unten: Reis-Agar mit Deckglas, lebend, Vergrößerung 1000fach

1.24 Candida tropicalis

Der Sprosspilz kommt weltweit (auch in Nahrungsmitteln) vor und wird häufig aus klinischem Material angezüchtet.

Kultur

Die Kolonien sind leicht gewölbt, weich, weiß bis cremefarben, soft mit glatter Oberfläche. Manchmal ist die Koloniespitze leicht gekräuselt bzw. gefaltet. Raustämme sind aber eher selten. Auf Blut-Agar, aber besonders auf Kochblut-Agar, können die noch kleinen Kolonien leicht mit jungen Schimmelpilz-Kolonien verwechselt werden, weil sie anfangs ganz flach und faserig wachsen. Die Hefeart wächst schnell bei bis zu 40 °C.

Mikroskopie (rechts oben)

Die Sprosszellen sind mittelgroß und oval. Sehr früh setzt eine reichliche Pseudomyzel-Entwicklung ein, so dass ein buschiges Gesamtbild entsteht. Am langen Pseudomyzelstrang sitzen wirtelig sowohl kurze Stränge von Pseudomyzel als auch einzelne ovale Sprosszellen.

1.25 Candida utilis (Pichia jadinii)

Drei Stämme dieser Hefe sind allgemein akzeptiert als sichere Hilfsmittel in der Lebensmittel- und Futtermittelindustrie und in der Herstellung biochemischer und anderer Produkte.

Kultur

Die Kolonien wachsen weiß mit hellgrauer Tönung. Sie sind mattglänzend, konkav und mit einem glatten Rand. Sie verströmen einen alkoholischen, fruchtigen Geruch. Wachstum und Vermehrung erfolgen bei bis zu 40 °C.

Mikroskopie (rechts unten)

Manchmal wird ein primitives Pseudomyzel gebildet. Die Sprosszellen sind länglich oval. Die Vakuolen im Innern der Sprosszellen erinnern an Ascosporen. Diese allerdings werden erst nach 10 – 30 Tagen auf 5 %-Malzextract-Agar gebildet.

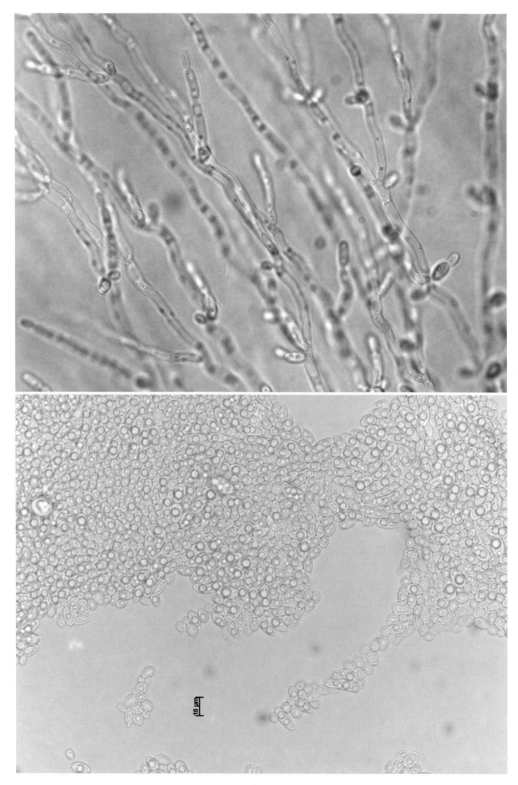

Tafel 14
Oben und unten: Reis-Agar mit Deckglas, lebend, Vergrößerung 1000fach

1.26 Candida valida (Pichia membranefaciens)

Kultur

Die Kolonien wachsen nicht so schnell wie sonst üblich bei etwa 30 °C. Sie sind weiß bis sehr hell graugrün, glatt, matt und manchmal nach einigen Tagen runzelig. In flüssigen Medien bildet sich an der Oberfläche eine Haut, und an den Gefäßrändern wächst die Hefe langsam in die Höhe. Zucker werden nicht fermentiert. Bei unklaren biochemischen Assimilationsresultaten kann das Wachstum in Bouillon mit 10 % Kochsalz und 5 % Glukose weiterhelfen. Die Askosporenbildung dürfte für die Bestimmung von untergeordneter Bedeutung sein.

Mikroskopie (rechts oben)

Unter dem Deckglas wachsen die Sprosszellen auf Reis-Agar lang und dünn. Die Länge der Sprosszellen kann bis zu 17 µm erreichen. Pseudomyzel wird nur ansatzweise und dann auch nur primitiv gebildet. So besteht das Pseudomyzel aus einem Strang von Sprosszellen, die genauso lang sind wie die anderen sonst auch.

1.27 Candida zeylanoides

Der Pilz kommt weltweit vor und wurde im Salzwasser, aber auch in aridem Klima in Wüstengegenden nachgewiesen. Als Infektionserreger beim Menschen tritt er selten in Erscheinung.

Kultur

Auf Sabouraud-Agar sind die Kolonien cremefarben, matt glänzend, weich, flach mit einem zentralen Spitzchen, welches mit der Lupe hübsch anzusehen ist. Der Kolonierand ist glatt. Bei 37 °C wachsen die Kolonien nur gehemmt oder gar nicht. Die Fermentationsreaktionen fallen negativ aus. Wegweisend kann auch die positive Zitratreaktion bei etwas unklaren Assimilationsresultaten sein.

Mikroskopie (rechts unten)

Die Sprosszellen sind klein bis mittelgroß und oval. Pseudomyzel wird zahlreich gebildet. Die Pseudomyzelstränge wachsen gewöhnlich leicht bogen- oder wellenförmig, mal zur einen und dann wieder in die andere Richtung.

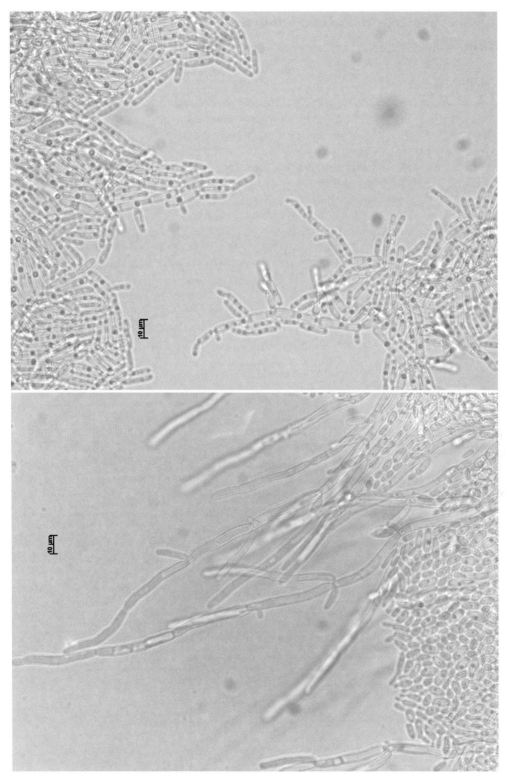

Tafel 15
Oben und unten: Reis-Agar mit Deckglas, lebend, Vergrößerung 1000fach

1.28 Cryptococcus (Filobasidiella) neoformans

Der Pilz ist weltweit verbreitet und wurde häufig in Vogelkot, im Erdboden, aber auch in verrottendem Pflanzenmaterial, Früchten, abgestorbenem Holz und vielem anderen mehr nachgewiesen.

Die Art tritt sporadisch auch in Deutschland als Infektionserreger bei Mensch und Tier in Erscheinung. Eine Infektion kann angehen, wenn ein Defekt in der zellulären Abwehr, wie z. B. bei AIDS-Patienten, vorliegt. Das klinisch wichtigste Befallsorgan ist das Zentralnervensystem. Die Infektion erfolgt durch Einatmen der $1 – 2$ µm kleinen, trockenen Filobasidiella-Sporidien. Sie werden bei den Abwehrgesunden anschließend unschädlich gemacht. Hämatogen und lymphogen gelangt der Keim bei Personen mit einem hämatopoetischen Defekt (90 % haben einen T-Zell Defekt) in das Gehirn, die Nieren u. a. Organe. Die Krankheit verläuft schleichend mit vieldeutiger Symptomatik. Aufgrund der ständigen antimykotischen Prophylaxe bei den gefährdeten Patienten sind die kulturellen Nachweiszahlen seltener als in vielen Teilen der Welt sonst.

Kultur

Für die Kultur von Liquorproben ist eine große Menge an Material erforderlich, da darin nur wenige zu vermehrende Pilzzellen pro ml enthalten sind. Neben der üblichen Sabouraud-Agarplatte sollte immer mindestens ein spezielles Cryptococcus-Medium (z. B. mod. Staib-Agar) beimpft werden. Da im Grunde genommen die zur Verfügung gestellte Liquormenge immer mehr sein könnte (es wird ja auch noch Liquor für den Antigen-Test benötigt), tropfen wir den Liquor zur kombinierten Kultur- und Mikroskopiemöglichkeit direkt auf Reis-Agar und bedecken diese mit sterilen (abgeflammten und abgekühlten) Deckgläschen.

Nach 2 bis 3 Tagen zeigen sich cremefarbene, glatte Kolonien, die mit zunehmendem Alter leicht beige werden, manchmal auch eine rosé Färbung annehmen. Die Kolonien zerfließen mit zunehmendem Alter. Die schleimige Konsistenz entwickelt sich bei einigen festen Medien und Stämmen nur ansatzweise. Eine Subkultur in einem flüssigen Medium z. B. auf Sabouraud-Bouillon unterstützt die Schleimkapsel-Bildung. Auf dem speziellen Agar zur Anzucht von Cryptococcus neoformans färben sich die Kolonien braun bis schwarz durch die positive Phenoloxidase-Reaktion. Die Urease-Reaktion ist bei allen Cryptococcus-Arten positiv. Die Cryptococcus-Arten lassen sich biochemisch voneinander abgrenzen. Die klinischen Isolate wachsen zwar bei 37 °C, aber die Anzucht bei 30 °C gelingt schneller.

Mikroskopie (rechts oben)

Die Sprosszellen sind rund und haben einen Durchmesser von 2,5 bis 7,5 µm. Die Sprosszellen bilden auf dem Reis-Agar ein flächenhaftes Wachstum, das dem Ganzen ein bienenwabenartiges Aussehen verleiht. Nur die eine Sprosszelle in der Mitte hat eine ausgeprägte Schleimkapsel. Pseudomyzel wird nicht gebildet.

Mikroskopie (rechts unten)

In der Tusche-Färbung zeigt sich besonders deutlich die Schleimkapsel, die allerdings unterschiedlich dick ist.

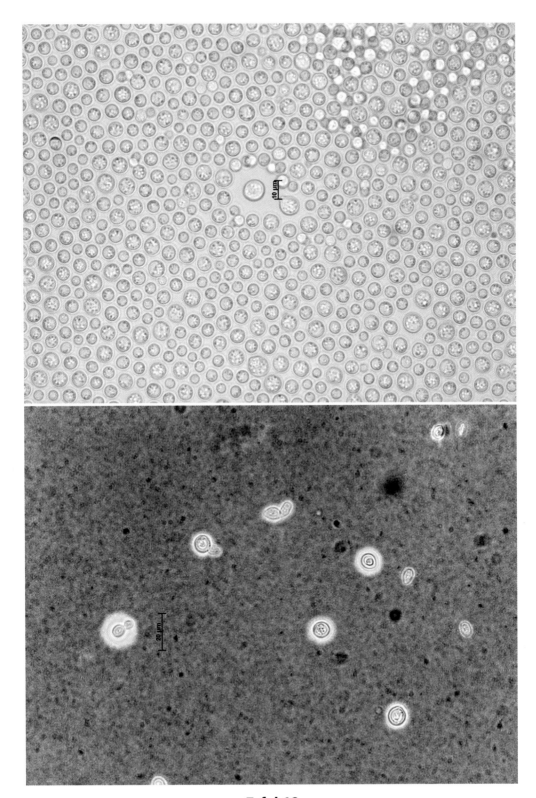

Tafel 16
Oben: Reis-Agar mit Deckglas, lebend, Vergrößerung 1000fach
Unten: Tusche-Färbung, Vergrößerung 1000fach

1.29 Rhodotorula glutinis

Die Rhodotorula-Arten haben alle ein karotinoides Pigment, dadurch färben sich die Kolonien in rosafarbenen Tönungen. Sie sind zahlenmäßig in der Natur weit verbreitet. Man findet sie im Erdboden, in Gewässern, an Blütenpflanzen, darüber hinaus gibt es auch weitere Herkünfte. In der Humanmedizin werden sie vor allem als Begleitkeime aus dem Gallensaft und Stuhlproben isoliert. Die Vertreter der Gattung Rhodotorula sind als Saprophyten und nur ausnahmsweise als schwache Infektionserreger anzusehen.

Kultur

Die Kolonien sind eher klein, leicht gewölbt, weich, rosé in verschiedenen Tönungen und mit glänzender Oberfläche. Sie wachsen, wie andere Rhodotorula-Arten auch, langsam bei 30 °C bis 37 °C. Rhodotorula-Isolierungen gelingen daher nur bei Kulturzeiten von mehr als einer Woche.

Mikroskopie (rechts oben)

Auf Reis-Agar sind die Sprosszellen mittelgroß und rund. Pseudomyzel kommt nur bei wenigen Stämmen vor und dann auch nur in primitiver Form.

1.30 Hansenula (Williopsis) saturnus

Die Art ist in der Umwelt weit verbreitet. In den letzten Jahren hat diese Hefe in der Forschung ein größeres Interesse gefunden, da sie ein so genanntes Killer-Toxin sekretiert, das aktiv gegenüber vielen Krankheitserregern ist. In medizinischem Material sollte sie als Kontaminant angesehen werden.

Kultur

Die Kolonien sind gewölbt, glatt und weiß oder mehr altweiß. Sie wachsen bei bis zu 37 °C. Auf flüssigen Medien bildet sich eine Haut. Nitrat kann assimiliert werden. Askosporenbildung kann man auf Malzextrakt-Agar bei 25 °C nach zwei Wochen beobachten.

Mikroskopie (rechts unten)

Die ovalen Sprosszellen sind im Durchmesser 5 bis 10 µm groß. Falls überhaupt, wird nur ein primitives Pseudomyzel gebildet. Im Innern der Zellen scheint sich die Askosporenbildung anzubahnen.

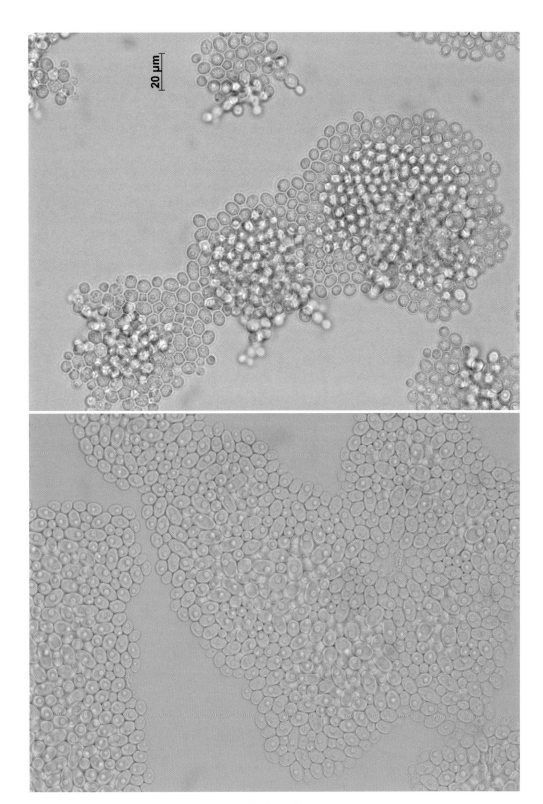

Tafel 17

Oben und unten: Reis-Agar mit Deckglas, lebend, Vergrößerung 1000fach

1.31 Saccharomyces cerevisiae

Die Hefe wird seit Jahrtausenden in der Zubereitung von Lebensmitteln genutzt (Bäckerhefe, Bierhefe, Weinhefe). Hefeextrakt dieser Art wird in der Lebensmitteltechnologie vor allem als Geschmacksverstärker vielen fertigen und halbfertigen Nahrungsmitteln zugesetzt. In der Pharmaindustrie dient die Hefe z. B. als Lieferant von Vitaminen, Spurenelementen und als probiotische Zubereitung („Perenterol" besteht aus dem Subtyp boulardii).

Der alltägliche Kontakt mit diesem Pilz bietet eine gewisse Sicherheit in der Beurteilung, ob eine Gefahr von ihm ausgehen könnte. Die Hefe ist sehr wenig pathogen, aber dennoch sind bisher fast 100 Fälle von Fungämien beschrieben worden, wobei 40 % davon in Zusammenhang mit der Gabe als Probiotikum gebracht wurden. In zwei Dritteln der Fälle war eine Antimykotika-Therapie mit Amphotericin B, Fluconazol u. a. bei gleichzeitiger Entfernung der Zentralvenenkatheter erfolgreich. Dabei war es egal, ob es sich um immungeschwächte oder um immunkompetente Patienten gehandelt hat.

Kultur

Auf Sabouraud-Agar wachsen die Kolonien zügig bei Temperaturen von 20 bis 35 °C. Sie sind grauweiß bis cremeweiß, weich, glattrandig, gewölbt und mit „punktierter" Oberfläche (Lupe oder Plattenmikroskop). Gut bewachsene Medien verströmen den wohlbekannten Hefeteiggeruch.

Mikroskopie (rechts oben)

Auf Reis-Agar sind die Sprosszellen mittelgroß (3 bis 5 μm) und rund. Bei enger Lagerung der Sprosszellen entsteht das bienenwabenartige Aussehen. Nicht selten bilden sich bei dieser Art im Innern der Zelle 4 Askosporen.

Mikroskopie (rechts unten)

In dem unteren Foto sind die Sprosszellen etwas größer als in dem oberen. Sie sind oval. Die Art bildet, wie hier vorliegend, zuweilen ein primitives Pseudomyzel.

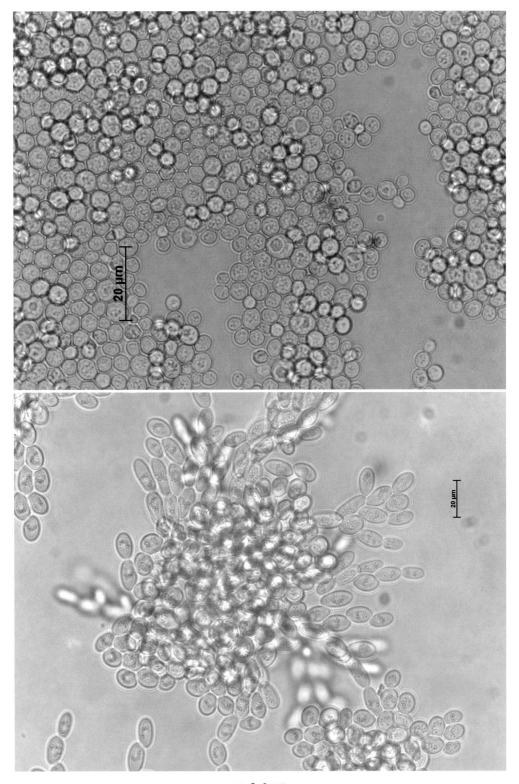

Tafel 18

Oben und unten: Reis-Agar mit Deckglas, lebend, Vergrößerung 1000fach

1.32 Geotrichum (Dipodascus) capitatum

Der Pilz kann eine mögliche Komponente der normalen Flora des Intestinaltrakts und der Atemwege sein. Es ist manchmal schwierig, zwischen einer Kolonisation und einer Infektion zu unterscheiden. Im klinischen Untersuchungsmaterial ist Geotrichum capitatum häufiger als der weniger pathogene so genannte Milchschimmel Geotrichum candidum zu finden.

Kultur

Die Kolonien sind flach, transparent-weiß (wie gefrorenes Wasser) mit rauer Oberfläche. Die Kolonieränder sind fransig ausgezogen. Der Pilz wächst bei bis zu 40 °C ganz im Unterschied zu G. candidum. Die Fermentationsreaktionen sind alle negativ, die Assimilationsreaktionen der Zucker sind aussagekräftig.

Mikroskopie (rechts oben)

Es werden keine Sprosszellen gebildet. Zu beobachten ist, dass längere Myzelstränge gebildet werden, die, an den Enden beginnend, in rechteckige, leicht abgerundete, lange Arthrokonidien zerfallen. Im Innern sind die kugeligen Vakuolen sichtbar.

1.33 Trichosporon asahii

Die Trichosporonosis ist eine bedrohliche Erkrankung von immunsuppressiven Patienten und bei diesen vor allem von hämatologischen Patienten. Trichosporon asahii ist der häufigste Vertreter der Gattung Trichosporon in klinischem Untersuchungsmaterial. Die Gattungen Geotrichum und Trichosporon sind voneinander morphologisch schwer zu unterscheiden. Beide bilden Arthrokonidien. Fermentationsreaktionen fehlen bei der gesamten Gattung. Zitrat und Urease sind bei T. asahii positiv.

Kultur

Die Kolonien sehen bereits nach kurzer Zeit rau aus mit trockener Oberfläche. Wie bei den anderen Trichosporon-Arten auch, falten sich die Kolonien und bilden Furchen mit fransigem Saum. Die Kolonien von Trichosporon asahii sind nicht flach, sondern sehen wie gefaltete, gefurchte Türmchen aus. Die Art wächst gut bei 30 bis 37°C.

Mikroskopie (rechts unten)

Die Art bildet keine Sprosszellen und keine „Würzelchen" (Appressorien). Es wachsen längere Myzelstränge, die an den Enden beginnend in Arthrokonidien zerfallen. Die Form der Arthrokonidien ist rechteckig und fast quadratisch kurz.

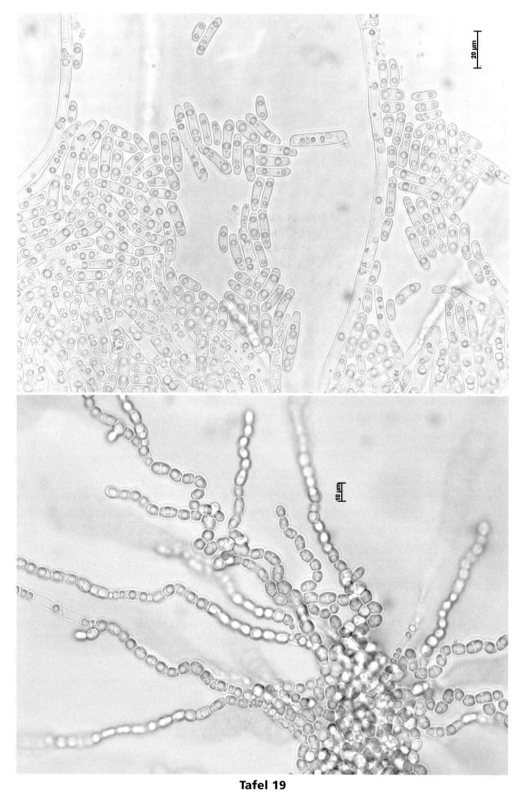

Tafel 19
Oben und unten: Reis-Agar mit Deckglas, lebend, Vergrößerung 1000fach

49

1.34 Exophiala (Wangiella) dermatitidis

Die Art gehört zu den so genannten schwarzen Hefen. Gleichzeitig spricht man auch von einem Schwärzepilz. Beides stimmt, denn sie kann wie eine Hefe (meist bei einer höheren Temperatur) als auch wie ein Schimmelpilz wachsen. Sie wird vor allem aus dem Sputum von Mukoviszidose-Patienten angezüchtet.

Kultur

Die Kolonien sehen anfangs wie übliche Hefekolonien aus: cremefarben, leicht gewölbt, weich mit glatter Oberfläche. Einige Tage später dunkelt die Farbe über beige, braun, schwarzbraun oder schwarzgrün ein. Mit der Zeit können die Kolonien dann fransig werden. Mit dem api ID32 C-System lässt sich die Identifizierung gut absichern.

Mikroskopie (rechts oben)

Die Sprosszellen sind mittelgroß und oval. Dann setzt Pseudomyzelbildung ein. Junge Konidien bilden sich an der Spitze eines Sporangienträgers, die dann auswachsen und nach und nach ein Koloniehäufchen bilden.

1.35 Malassezia (Pityrosporum) furfur

Malassezia-Arten leben als Saprophyten auf der Haut von Menschen, selten auf der von Hunden und Katzen. Ständige Reservoire in den Gehörgängen und Haarwurzeln sichern ihr Überleben. Von da aus kann es zu leichten Infektionen von Hautpartien kommen und zu dem Krankheitsbild der Pityriasis versicolor oder Kleienflechte führen. Die befallenen Partien sind leicht gerötet, aber auf der gebräunten Haut wirken sie depigmentiert. Ganz selten wird von schwerwiegenden, disseminierten Erkrankungen berichtet.

Kultur

Sie benötigen geeignete Medien zur Anzucht, die Olivenöl, Tween 20, Tween 40 und/ oder Tween 80 als Fettlieferanten enthalten. Malassezia furfur kommt schon mit einigen Tropfen sterilem Olivenöl auf dem Malzextrakt-Agar aus und wird bei 30 °C bebrütet. Die Kolonien sind klein, cremefarben bis gelblich mit unregelmäßigen Kolonierändern. Die Farbe dunkelt mit zunehmender Kulturzeit nach.

Mikroskopie (rechts unten)

Die Sprosszellen sind oval bis länglich. An einem schmalen Ende der Zelle kann sich eine kleine Sprosszelle bilden. Die Verbindung zwischen Mutter- und Tochterzelle ist recht breit bei dieser Art, so dass der Eindruck von Schuhabdrücken entsteht.

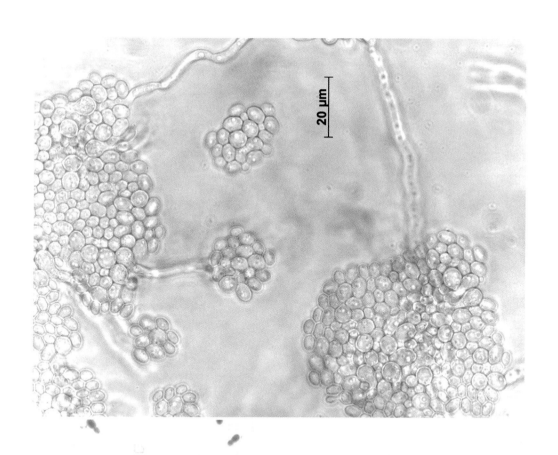

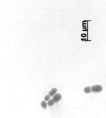

Tafel 20

Oben: Reis-Agar mit Deckglas, lebend, Vergrößerung 1000fach
Unten: Tesafilm-Präparat, Lactophenolblau, Vergrößerung 1000fach

1.36 Sporobolomyces (Sporidiobolus) roseus

Die Hefe wird aus der Umwelt isoliert, z. B. der Luft, von Pflanzen, Vögeln und Säugetieren. Sporobolomyces kann Infektionen verursachen, vor allem bei immungeschwächten Patienten. Zu den Krankheitsbildern gehören Lymphadenitis, Dermatitis, cerebrale Infektionen, Fungämien u. a.

Kultur

Das markanteste Merkmal von Sporobolomyces ist die rosa Farbe der Kolonien, manchmal mit einer lachsrosa oder orangeroten Tönung. Die Gattung Rhodotorula kann ebenfalls solche Farbtöne produzieren. Sporobolomyces wächst aber etwas schneller und meist auch etwas schleimiger als Rhodotorula. Zucker werden nicht fermentiert. Ein ausgeprägter alkoholischer Gärungsgeruch ist wahrnehmbar. Die Harnstoffreaktion ist bei allen Sprobolomyces-Arten positiv. Sprorobolomyces salmonicolor ist der wichtigste Verteter der Gattung in der medizinischen Mikrobiologie. Die Arten S. salmonicolor und S. roseus sind schwer voneinander abzugrenzen. Die Assimilationsergebnisse sind bei beiden Arten weitgehend gleich. S. roseus wächst nicht bei 35 bis 37 °C, wie es bei S. salmonicolor der Fall ist.

Mikroskopie (oben rechts)

Auf Reis-Agar wachsen kurzes Pseudomyzel, vereinzelt Hyphen und eine Vielzahl von unterschiedlich geformten Sprosszellen. Die Sprossung erfolgt stets nur an einem Ende (unipolar). Die Zellen sind elliptisch oder nierenförmig. Manche haben einen seitlichen „Ast". Ein Teil der Zellen, Ballistokonidien genannt, können aktiv vom Medium, auf dem sie wachsen, in die Höhe geschleudert werden. Der Mechanismus dient zur Verbreitung des Pilzes und lässt sich durch eine einfache Methode nachweisen.

Mikroskopie (unten rechts)

Man benötigt zum Nachweis der Ballistosporen eine zweite, unbeimpfte Reis-Agarplatte. Die Deckel werden weggelegt. Die Schalenhälfte mit dem sterilen Medium wird umgedreht, auf die bewachsene Agarschale gestülpt und mit Tesafilm an der Verbindungstelle verklebt, damit die beiden, weniger als 2 cm voneinander entfernten Medien nicht austrocknen oder verunreinigt werden. Nach 2 bis 3 Tagen Bebrütungszeit ist auf dem bisher sterilen, oben hängenden Medium Wachstum von Sporobolomyces nachzuweisen, und zwar in der gleichen Kolonieverteilung wie auf dem Ursprungsmedium. Zum Mikroskopieren der Ballistokonidien kann auf den ursprünglich oberen, sterilen Agar nach 24 Stunden ein Deckgläschen gelegt und dann direkt mit dem 100-Ölimmersionsobjektiv betrachtet werden. Wenn man länger wartet, bilden sich gut sichtbare rosa Kolonien.

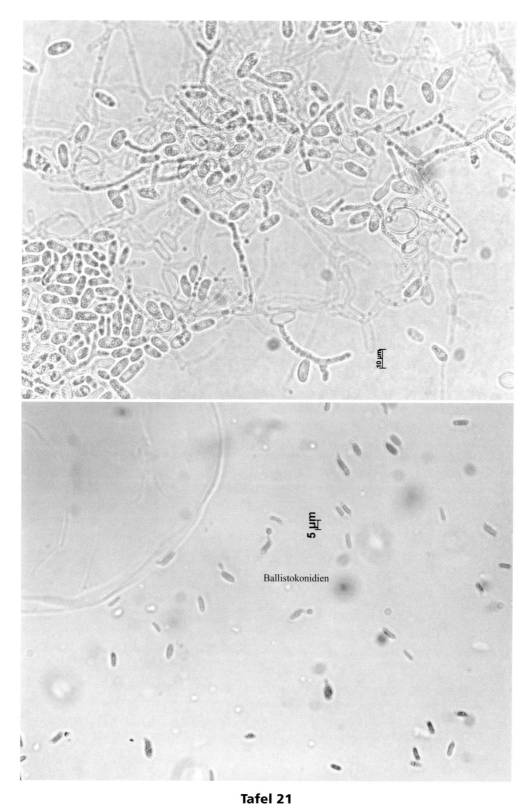

Tafel 21

Oben: Reis-Agar mit Deckglas, lebend, Vergrößerung 1000fach
Unten: Tesafilm-Präparat, Lactophenolblau, Vergrößerung 1000fach

1.37 Pneumocystis jiroveci (carinii)

Die Gattung Pneumocystis gehört zu den Archiaskomyzeten. Sie wurde lange Zeit zu den Protozoen gezählt, da Protozoen-Mittel wirksam sind. Pneumocystis enthält in der Zellwand kein Ergosterol und kann daher auch nicht mit Antimykotika therapiert werden. Pneumocystis ist weltweit latent in den Lungen von Menschen und Säugetieren in geringer Zahl nachzuweisen. Jeder Wirt (Ratte, Maus, Affe, Mensch) besitzt seine eigenen spezifischen Pneumocysten und kann sich demzufolge nicht untereinander infizieren. Eine Pneumocystis-Pneumonie kann sich nur dann entwickeln, wenn eine erhebliche Immunschwäche hinzukommt.

Kultur

Eine Anzucht des Erregers ist nicht üblich.

Mikroskopie (oben rechts)

Ein histologischer Schnitt des Lungengewebes eines verstorbenen AIDS-Patienten wurde nach Grocott gefärbt. In der Färbung werden die Glukoproteine des Pilzes dunkel angefärbt. Das Gewebe färbt sich intensiv grün. Es sind runde, schwarzbraune Zysten zu sehen Sie haben einen Durchmesser von etwa 6 µm. Einige von ihnen weisen Strukturen ähnlich dem Spalt einer Kaffeebohne auf. Die Grocott-Färbung kann keine Trophozoiten nachweisen.

Mikroskopie (unten rechts)

In der verlängerten Giemsa-Färbung, eine häufige Färbung in der Protozoen-Diagnostik, lassen sich sowohl die Pneumozysten als auch die Trophozoiten von Pneumozystis nachweisen. Als Untersuchungsmaterial sollte die Broncheo-Alveoläre-Lavage (BAL) benutzt werden, andere Materialien sind wenig geeignet. Die große Masse rosa Klumpen, über das ganze Bild verteilt, bestehen aus Trophozoiten. Jeder einzelne Trophozoit sieht wie ein kleines Bläschen aus, vergleichbar mit einer ganz kleinen Weintraube, und ist 1 bis 5 µm groß. In seinem Innern befindet sich ein dichter, dunkelblauer Kern. Die Wände von Trophozoiten und Zysten färben sich nicht an, dadurch enstehen immer wieder helle Strukturen. Die im Zentrum des Bildes liegenden größeren Bläschen mit einem Durchmesser von 6 bis 8 µm sind die Zysten von Pneumocystis. Im Innern kann man bis zu 8 Kerne beim Fokussieren ausmachen. Selten liegen alle 8 in einer Ebene.

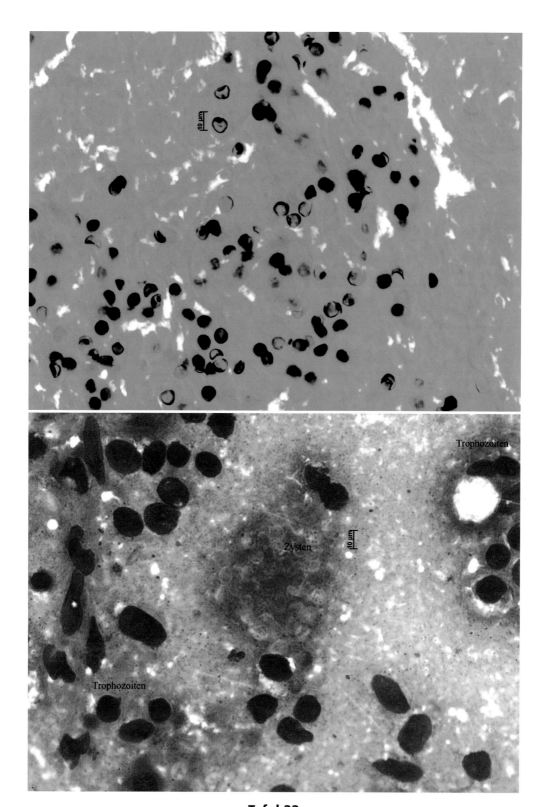

Tafel 22

Oben: Schnitt v. Lunge, Grocott-Färbung, Vergrößerung 1000fach

Unten: BAL, verlängerte Giemsa-Färbung, Vergrößerung 1000fach

1.38 Prototheca wickerhamii

Die Protothekose, meist eine Infektion der Augen, ist eine in Deutschland sehr selten vorkommende Algenerkrankung der Haus- und Nutztiere. Prototheca wickerhamii und Prototheca zopfii sind die wichtigsten Vertreter der Gattung. Prototheca ist eine ubiquitär vorkommende Alge, die vor allem in stehenden Gewässern nachgewiesen wird. Da Prototheca auch auf Pilzmedien wächst und makroskopisch wie eine Hefekolonie aussieht, kann das leicht zu Verwechslungen führen.

Kultur

Die Kolonien sind leicht gewölbt, weich, weiß bis hellgrau, helltannengrün, mit glatter Oberfläche und glattem Rand. Gutes Wachstum sieht man auf den meisten Pilzmedien, auch in 10 % NaCl-Glukose-Bouillon, bei 30 °C. Glukose, Galaktose und Trehalose werden assimiliert. Die biochemischen Bestimmungssysteme und die Sequenzierung ergeben allerdings kein sinnvolles Ergebnis.

Mikroskopie (rechts oben)

Auf Reis-Agar wachsen außerordentlich unterschiedlich große, runde Zellen. Die Mehrzahl der Zellen haben einen Durchmesser von etwa 7 μm. Einzelne, wie die zwei auf der rechten Bildhälfte, sind 15 bis 20 μm groß. Darin sind die Endosporen (meist 8) zu sehen.

1.39 Sporothrix schenckii

Der Erreger kommt im Erdboden und auf Pflanzen vor. Die Sporotrichose ist vor allem eine Infektion von Haut, subkutanem Gewebe und Lymphknoten. Die Infektion entwickelt sich nach einer Verletzung mit Holzsplittern, Dornen u. a. Im Gewebe liegt der Erreger in Hefeform vor. Biochemische Testungen bringen wenig Aufschluss, dagegen ist die Sequenzierung eine hilfreiche Methode bei der Bestimmung.

Kultur

Das Aussehen ist von der Bebrütungstemperatur und den Medien (Dimorphismus) abhängig. Auf Blut-Cystein-Agar und 35 °C wachsen nach 3 bis 5 Tagen bakterienähnliche, kleine, graugelbe Kolonien. Bei Zimmertemperatur zeigt sich nach 3 bis 4 Tagen auf Sabouraud-Agar eine lederartige, samtige, leicht schimmelig aussehende Pilzoberfläche.

Mikroskopie (rechts unten)

Auf Reis-Agar sind nach 4 Tagen verzweigtes Myzel und zahlreiche ovale Konidien, die manchmal blümchenartig angeheftet sind, zu beobachten.

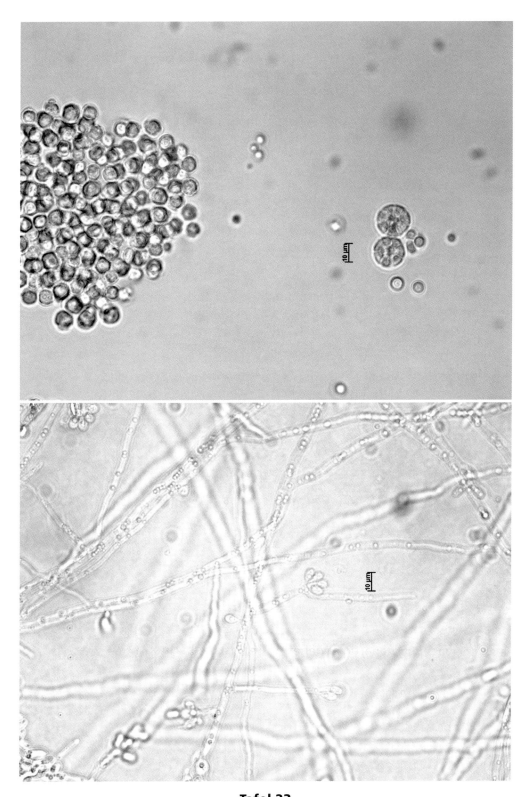

Tafel 23
Oben und unten: Reis-Agar mit Deckglas, lebend, Vergrößerung 1000fach

2 Zygomyzeten

Zygomyzeten, speziell die Vertreter aus der Mucor-Familie, sind vor allem Saprophyten. Ihre Sporen sind allgegenwärtig in der Luft, im Erdboden und auf vergammelnden Nahrungsmitteln zu finden. Kennzeichen dieser Pilze sind die Sporangien, die wie Kugeln aussehen und schon mit bloßem Auge als winzige Pünktchen auszumachen sind. In den Sporangien entwickeln sich die Sporangiosporen. Die Sporangien wachsen an Sporangienträgern (Sporangiophoren). Die Rhizoiden sorgen vergleichbar mit Pflanzenwurzeln für die Versorgung mit Nährstoffen, die im Agar bereitgestellt sind. Die Hyphen sind wesentlich dicker als bei anderen Pilzen. Sie sind, wenn überhaupt, nur spärlich segmentiert. Die häufigsten Zygomykosen werden nach wie vor in den Kiefer- und Nasennebenhöhlen gefunden. Von da aus kann sich der Erreger in das Gehirn ausbreiten. Große Bedeutung haben auch Lungenmykosen bei Transplantierten, die durch Zygomykosen (meist sind es Rhizopus-Arten) verursacht werden.

2.1 Mucor spec.

Mucor-Arten werden meist als Kontaminanten gefunden. Nur solche Arten, die auch bei Körpertemperatur wachsen können, sind befähigt, systemische Infektionen beim Menschen zu verursachen.

Kultur

Die Kolonien sind schnellwachsend, weiß, später hellgrau. Schon nach 2 Tagen stößt das wollige, fluffige Luftmyzel an den Petrischalendeckel. Auf der Rückseite bleibt der Agar ungefärbt.

Mikroskopie (rechts oben)

Die Breite der Hyphen misst 6 bis 15 μm. Das Myzel ist praktisch unseptiert. Die Sporangienträger sind lang und verzweigt. Rhizoide, die aussehen wie kleine Würzelchen, sind nicht auszumachen. Die sporengefüllten Sporangien sind riesig (60 bis 300 μm im Durchmesser). Die Sporangien platzen leicht auf und lassen die 4 bis 7 μm großen Sporen frei.

2.2 Rhizomucor (Mucor) pusillus

Kultur

Auf Malzextrakt-Agar wachsen die Kolonien schnell mit fluffigem Myzel und hellgraubrauner Farbe. R. pusillus wächst nicht so hoch. Der Petrischalendeckel wird nicht nach 2 Tagen schon berührt wie bei Mucor, und die Petrischale füllt sich nicht voll mit luftiger Myzelmasse. Das Temperaturoptimum reicht von 35 °C bis 55 °C!

Mikroskopie (rechts unten)

Die Hyphen verlängern sich zu langen Ausläufern (Stolonen). Seitliche Abzweigungen bilden Sporangiophoren. In der Nähe der Verzweigung ist stets eine Septe angelegt. Am Ende der kurzen Sporangiophore entwickelt sich das Sporangium mit den Sporen darin. Die Sporangien werden bis 100 μm groß und sind fast rund.

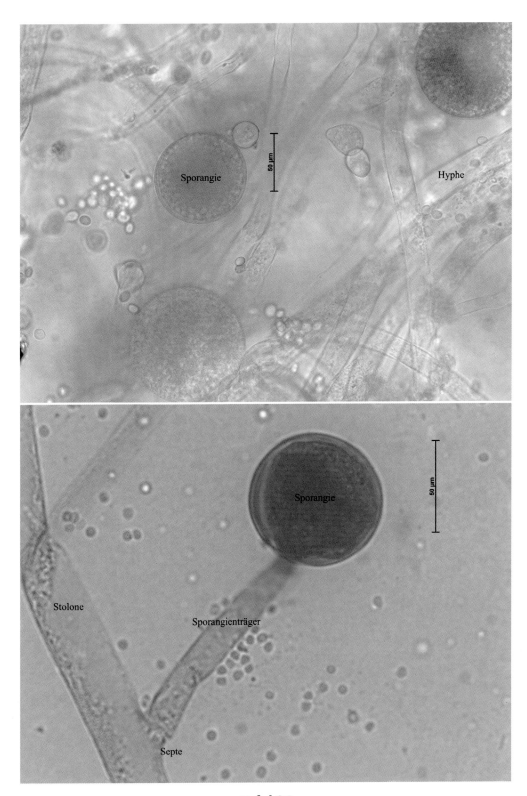

Tafel 24

Oben: Reis-Agar mit Deckglas, lebend, Vergrößerung 1000fach

Unten: Tesafilm-Präparat, Lactophenolblau, Vergrößerung 1000fach

2.3 Rhizopus microsporus, Rhizopus oryzae

Beide Rhizopus-Arten sind die häufigsten Verursacher klinischer Zygomykosen. Eine Empfindlichkeitstestung auf Antimykotika ist unbedingt zu empfehlen. Die Zygomyzeten verhalten sich alle (primär) resistent gegenüber Caspofungin u. a. Antimykotika, so dass Caspofungin zur Prophylaxe und Therapie ausfällt.

Kultur

Beide Arten wachsen schnell mit flauschigem Myzel bei Temperaturen von 30 °C bis maximal 40 °C. Das fluffige Myzel wächst bis 1 cm in die Höhe und hat eine helle, graubraune Färbung. Die Rückseiten des Agarbodens sind ebenfalls gefärbt, aber etwas heller als auf den Vorderseiten mit dem Luftmyzel.

Mikroskopie (rechts oben)

Für beide Arten gilt: Die Sporangienträger stehen öfter zu zweit oder zu dritt. Sie entspringen einer Stelle in einem Hyphenstrang unterhalb der wurzelartigen Rhizoiden. Genau gegenüber der Ursprungsstelle für die Sporangienträger befinden sich die Rhizoiden! Die Sporangien färben sich braun. Die Sporangiosporen haben einen Durchmesser von 6 bis 9 µm und sind rundlicher als die von R. oryzae. Am leichtesten kann man beide Arten anhand der Länge der Sporangienträger unterscheiden. Bei R. microsporus messen die Sporangienträger maximal 0,8 mm, meist um 0,5 mm (siehe das rechte obere Bild). Die Sporangienträger von R. oryzae sind durchschnittlich länger. Sie wachsen auf eine Länge von 1 bis 2 mm. Die Sporangiosporen sind nicht rund, sondern elliptisch, dreieckig oder auch viereckig.

2.4 Rhizopus microsporus

Mikroskopie (rechts unten)

Das Foto zeigt die „klassische" Form eines Sporangiums von R. microsporus. Charakteristisch ist dabei die durchscheinende Form der Columella im Sporangium. Sie hat sich zu einer schönen, runden Blase entwickelt. Die äußere Hülle des Sporangiums umschließt wie ein Ballon die Columella. Zwischen Columella und Hülle haben sich die noch unreifen Sporangiosporen angesammelt. In der oberen Hälfte des Fotos sind schemenhaft freie Sporangiosporen zu erkennen, die aus bereits geplatzten Sporangien stammen. Die Sporangien messen etwa 100 µm im Durchmesser (auf dem unteren Foto ist eine der Sporangien etwas größer, auf dem oberen sind die beiden etwas kleiner als 100 µm).

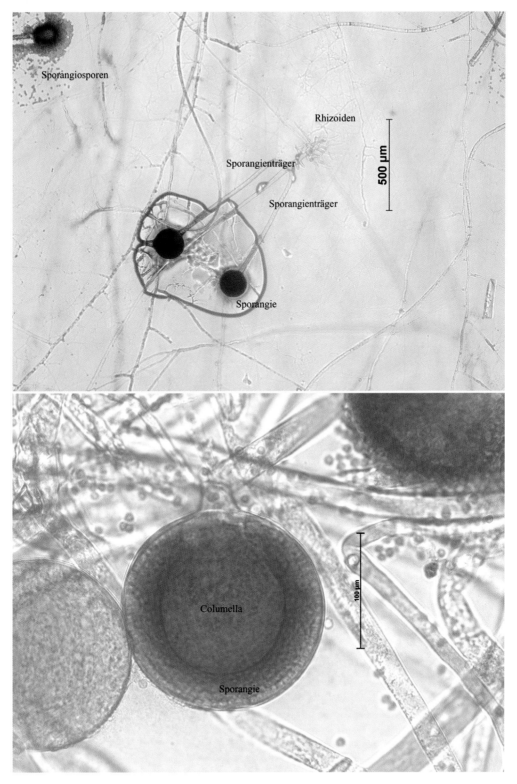

Tafel 25
Oben: Reis-Agar mit Deckglas, lebend, Vergrößerung 1000fach
Unten: Tesafilm-Präparat, Trichrome, Vergrößerung 640fach

61

2.5 Rhizopus stolonifer (nigricans)

Dieser Schimmelpilz tritt nur ausnahmsweise als Infektionserreger in Erscheinung. Bekannt ist er als so genannter Brotschimmel.

Kultur

Der Pilz bildet ein lockeres, hochwachsendes Myzel aus, das erst weiß ist und sich dann mausgrau färbt. Nach 2 bis 3 Tagen erreicht das Myzel den Petrischalendeckel. Der Pilz kann bei Temperaturen von nur maximal 32 °C wachsen. Winzige schwarzbraune „Pünktchen" sind in großer Anzahl mit bloßem Auge im wolligen Myzel zu erkennen.

Mikroskopie (rechts oben)

Im Myzel sind Septen als Unterteilung nur spärlich vorhanden. Sporangienträger sind sowieso niemals mit Septen unterteilt. Die Sporangienträger wachsen einzeln und sind länger als 1 mm. Sie hängen in Abständen an einem langen Strang (Stolone). Unterhalb der Ansatzstelle befinden sich die Rhizoiden. Die Sporangien sind fast runde, schwarzbraune, kleine „Kugeln", wobei die untere „Kugelhälfte", woran der Sporangienträger sitzt, etwas abgeflacht ist. Die frei werdenden Sporen sind elliptisch oder etwas eckig und meist 10 µm groß.

2.6 Cunninghamella bertholletiae

Die Gattung Cunninghamella gehört ebenfalls zu den Zygomyzeten. Erkennbar ist das an dem verhältnismäßig schnellen Wachstum und an dem hochwachsenden, lockeren Myzel. Die Hyphenstränge sind ungewöhnlich dick und selten septiert. Gelegentlich treten Infektionen bei meist immunsupprimierten Patienten (häufig hämatologische Patienten) auf, bei denen diese Art als Verursacher sicher nachgewiesen wurde.

Kultur

Die Kultur wächst zunächst flauschig weiß und färbt sich nach 2 bis 3 Tagen hellgrau. Das Myzel erreicht bald den Petrischalendeckel und füllt den gesamten Innenraum der Petrischale aus. Die Art vermag bei Temperaturen von 45 °C zügig zu wachsen.

Mikroskopie (rechts unten)

Die Sporangienträger stehen aufrecht. Manchmal bildet sich an deren Spitze ein Quirl von langen oder kurzen „Seitenzweigen". An jedem „Zweig" bildet sich eine Blase (Vesikel).

Ein Vesikel kann einen Durchmesser bis maximal 40 µm haben. Daraus wachsen an winzigen Stielchen viele einkernige Sporangiosporen (Sporangiolen). Die Sporangiolen sind eiförmig oder tropfenförmig und messen 7 bis 11 µm in der Längsachse. Die einsporigen Sporangiolen mit der Columella in ihrer Mitte ergeben die Sporangie. Die Sporangie sieht wie eine Himbeere aus.

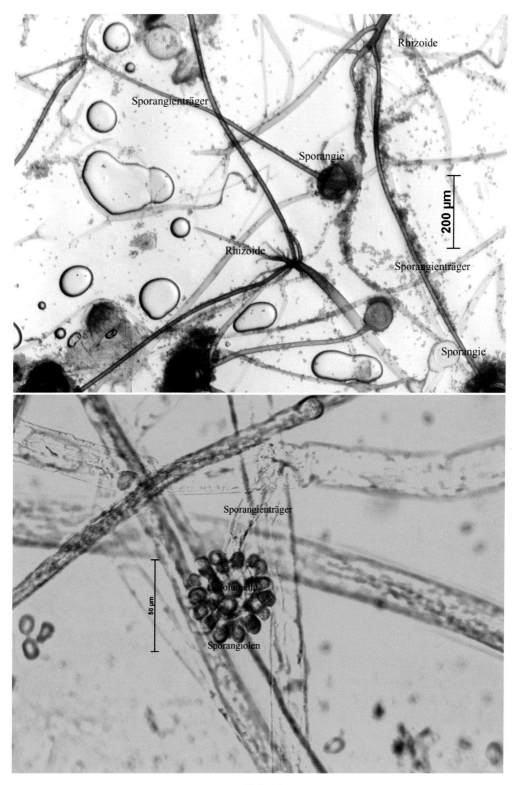

Tafel 26
Oben: Tesafilm-Präparat, Lactophenolblau, Vergrößerung 400fach
Unten: Tesafilm-Präparat, Trichrome, Vergrößerung 1000fach

3 Schimmelpilze (Hyphomyzeten)

3.1 Aspergillus-Arten

Viele Mitglieder der Gattung Aspergillus verursachen eine Gruppe sehr unterschiedlicher Erkrankungen. Es kann sich, was besonders gefährlich ist, erstens um eine systemische Infektion bei abwehrgeschwächten Patienten handeln; zweitens kann es sich um eine Allergie durch eingeatmete Pilzsporen oder drittens um eine Toxikose durch pilzgifthaltige Nahrungsmittel handeln. Aspergillus-Arten begegnen uns überall in der Umwelt.

Kultur

Die meisten Arten wachsen schnell. Die Schimmel-Kultur ist zunächst weiß, doch nach einigen Tagen blaugrün, gelbgrün, ocker, braun oder schwarz, aber stets mit weißem Rand. Wenn sich eine Färbung zeigt, haben sich immer Fruchtstände (Köpfchen, Konidienträger, Konidien) gebildet. Das eröffnet die Möglichkeit, anhand der Morphologie eine Bestimmung vorzunehmen.

Mikroskopie (rechts oben)

Wie bei allen Schimmelpilzen haben wir auch hier septierte Hyphen. Die Konidienträger (Conidiophoren) sind bei Aspergillus nie verzweigt und nicht septiert! Die Spitze des Konidienträgers schwillt zu einer Blase (Vesikel) an. Aus dem Vesikel wachsen kleine, flaschenförmige „Stäbchen", die Phialiden (Sterigmen). Bei einigen Arten bilden sich zusätzlich die Metulae (unteres Bild). Man spricht dann davon, dass der Aspergillus „biseriat" ist. Wenn einzig die Phialiden zu beobachten sind, spricht man von „mono- bzw. uniseriat". Die Phialiden schnüren die Konidiosporen (Konidien) ab. Wenn man nicht daran stößt, bleiben sie in Ketten hängen. Das Gesamtbild ähnelt einer sprühenden Gießkanne, deshalb wurde lange Zeit auch die Bezeichnung „Gießkannenschimmel" verwendet. Aspergillus-Arten in klinischem Material sind unbedingt zu differenzieren und auf ihre Empfindlichkeit gegenüber systemisch wirksamen Antimykotika (z. B. mittels Etest-Methode) zu testen. Die Länge der Konidienträger, die Form der Vesikel, das Aussehen von Phialiden und eventuell vorhandener Metulae muss ermittelt werden. Die Größe und Form der Konidien spielen bei der Differenzierung ebenfalls eine wichtige Rolle.

3.2 Aspergillus candidus

Kultur

Die Schimmel-Kolonien wachsen für Aspergillen langsam, auch bleiben sie immer weiß (sehr selten zartgelb).

Mikroskopie (rechts unten)

Die Conidiophoren sind 50 bis 500 µm lang. Metulae, Phialiden und Konidien bilden ein Köpfchen. Das hier abgebildete hat eine eher schlanke, hochstrebende und lang gezogene Form, es kann auch etwas rundlicher sein. Die Metulae umschließen das Vesikel. Die Art ist, wie unschwer zu erkennen, biseriat. Einzelne, kleine Köpfchen können manchmal auch uniseriat sein.

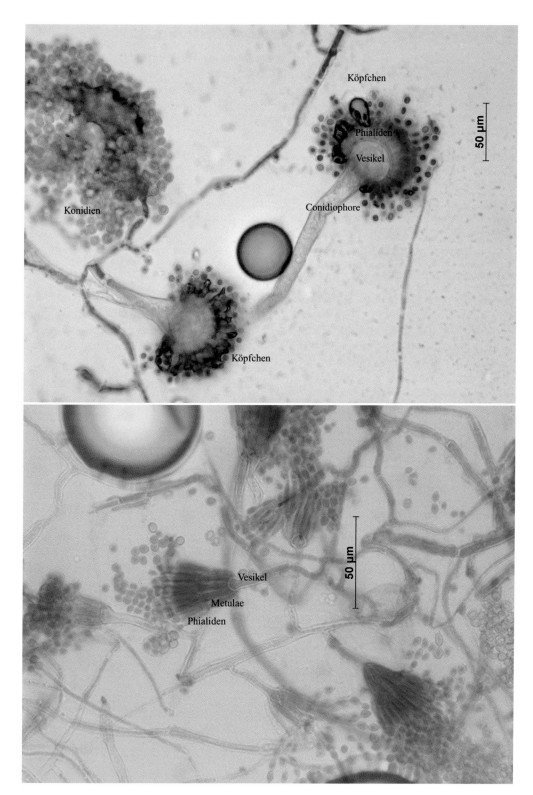

Köpfchen

Phialiden

Vesikel

Konidien

Conidiophore

Köpfchen

50 µm

Vesikel

Metulae

Phialiden

50 µm

Tafel 27
Oben und unten: Tesafilm-Präparat, Lactophenolblau, Vergrößerung 1000fach

3.3 Aspergillus fischerianus (Neosartorya fischeri)

Der Pilz kommt im Boden und auf vermodernden Pflanzen vor. In unserem Untersuchungsgut wird er immer wieder einmal bei Mukoviszidose-Patienten im Sputum gemeinsam mit Aspergillus fumigatus gefunden. In der Literatur ist der Pilz als seltener Verursacher verschiedener schwerer Infektionen beschrieben worden.

Kultur

Die junge Kultur ist fluffig, weiß. Nach 3 bis 4 Tagen färbt sie sich auf Sabouraud-Agar rosaweiß. Die Rückseite ist fleischfarben bis rosé. Die für Aspergillen eher ungewöhnliche Farbe lässt auch bei Mischkulturen aufmerksam werden. Die Auftrennung beider Aspergillen in der Kultur gestaltet sich manchmal schwierig. Aspergillus fumigatus-Kolonien sporulieren wesentlich stärker als die Kolonien von A. fischerianus, so dass Abimpfungen vielfach mit A. fumigatus überwuchert werden. Aspergillus fischerianus hat eine hohe Thermotoleranz. Die Art kann bei Temperaturen bis zu 51 °C wachsen.

Mikroskopie (rechts oben)

Im Vergleich zu Aspergillus fumigatus sind wesentlich weniger Köpfchen im Myzel vorhanden. Das Vesikel von A. fischerianus ist keulenförmig. Daran befinden sich wenige, breite und kurze Phialiden. Die Konidien sind noch mittelgroß (3 bis 4 μm), aber doch etwas größer als die Konidien von A. fumigatus. Eine Sequenzierung ist aufgrund des seltenen Vorkommens anzuraten.

3.4 Aspergillus flavipes

Der Pilz ist Kosmopolit und Saprophyt.

Kultur

Der Schimmel wächst nicht ganz so schnell wie andere Aspergillen. Er färbt sich gelblich, hellbraun oder gelbbraun.

Mikroskopie (rechts unten)

Die Köpfchen haben eine aufstrebende Form und einen Durchmesser etwa um 60 μm. Sie sind biseriat aufgebaut. Die Metulae umschließen die beiden oberen Drittel des Vesikels. Sowohl Metulae als auch Phialiden sind recht schmal und länglich. Sie stehen dicht nebeneinander und übereinander. Es hat den Anschein, als ob sich Vesikel, Metulae, Phialiden und Konidienketten schräg in die Höhe spreizten.

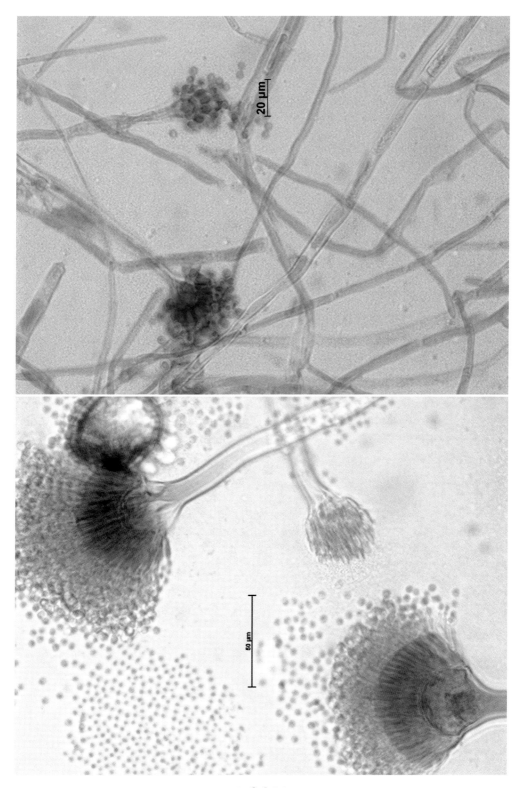

Tafel 28

Oben: Tesafilm-Präparat, Lactophenolblau, Vergrößerung 1000fach
Unten: Tesafilm-Präparat, Trichrome, Vergrößerung 1000fach

3.5 Aspergillus flavus

Aspergillus flavus ist ein sehr häufig vorkommender Schimmelpilz. Er lebt auf absterbenden Pflanzen wie Laub und Kompost. Im Erdboden und in der Luft ist er zu finden. Regelmäßig nachzuweisen ist er z. B. auf Getreidekörnern, Nüssen, Hülsenfrüchten und vielen anderen Nahrungsmitteln. Seit langer Zeit ist seine Aflatoxinbildung bekannt und berüchtigt. Wenn tierische Futtermittel mit Aflatoxin belastet sind, kommt das Toxin über Milch, Fleisch und Eier auch in die menschliche Nahrung. Aflatoxin wirkt hepatotoxisch und karzinogen. Diese Art ist weiterhin ein wichtiger Verursacher der allergischen, bronchopulmonalen Aspergillose. Unter den Pilzen ist Aspergillus flavus ein bedeutender Infektionserreger beim Menschen, vor allem befällt er die Lungen und die Ohren.

Kultur

Wenn sich der Schimmel am ersten Tag zeigt, ist er noch weiß. Bereits am folgenden Tag färbt sich das Zentrum gelb, pudrig. Die Farbe der größeren Kolonie ist stets gelb mit einem Grünstich. Ältere Kulturen werden immer dunkler gelbgrün. Die Unterseite der Medien ist beige. Der Pilz wächst schnell bei 25 °C bis 35 °C.

Mikroskopie (rechts oben)

Die Köpfchenform ist rund und an der Ansatzstelle zum Konidienträger (Conidiophoren) etwas abgeflacht. Die Köpfchen sind größer als bei den meisten Aspergillus-Arten. Im ausgewachsenen Zustand haben sie immerhin Durchmesser von mehr als 100 µm. Sie sind ein- oder zweireihig aufgebaut. Die Blase (Vesikel) ist von fast runder Gestalt und wird rundum und sehr dichtgedrängt von Phialiden und Metulae umgeben. Die Conidiophoren haben eine raue Außenhülle, was ebenfalls gut an der zentralen Conidiophore mit dem Vesikel zu beobachten ist.

Mikroskopie (rechts unten)

Während im oberen Foto die Köpfchen in der Mitte aufgeschnitten erscheinen und Vesikel und Phialiden zeigen, bietet das untere Foto eine Aufsicht auf drei Köpfchen in unterschiedlichem Entwicklungsstand. Am linken Konidienträger mit Blase sieht man schön, wie Phialiden (oder Metulae, das lässt sich zu dem Zeitpunkt noch nicht feststellen,) aus der Blase herauswachsen. Die Konidien haben eine gelbgrüne Eigenfärbung. Sie messen 4 µm im Durchmesser und sind rauwandig.

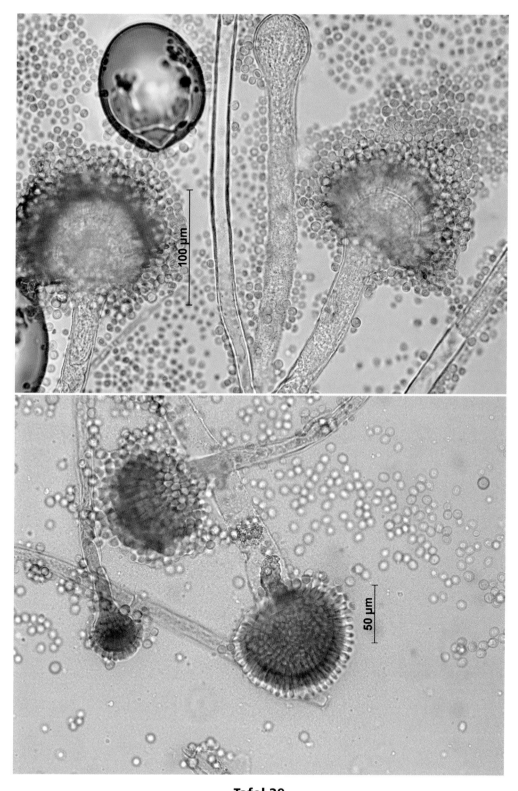

Tafel 29

Oben: Tesafilm-Präparat, Lactophenolblau, Vergrößerung 640fach
Unten: Tesafilm-Präparat, Trichrome, Vergrößerung 640fach

3.6 Aspergillus fumigatus

Aspergillus fumigatus ist ein Kosmopolit und kommt häufig in der Luft, im Boden, auf Saatgut und in verrottenden Pflanzen vor. Selbst höhere Temperaturen, die bei der Kompostierung herrschen, überstehen die Konidien schadlos.

Die Art ist für die häufigsten schweren Systemmykosen verantwortlich. Sie steht unzweifelhaft an der Spitze der Todesfallzahlen. Aspergillus fumigatus verfügt über die Fähigkeit zum Parasitismus bei Menschen und Tieren, wenn der Wirtsorganismus geschwächt ist. Die Hauptinfektionsquelle ist die Atemluft. Die Luft ist ständig mehr oder weniger mit den Konidiosporen kontaminiert. Die systemische Aspergillus-Infektion verläuft über mehrere Phasen: Aufnahme der Konidien durch Einatmen, Ablagerung der Konidien in den Bronchien, Auskeimen bei Abwehrschwäche, Bildung multipler Lungenabszesse, Ausbreitung auf hämatogenem Weg und Bildung weiterer Abszesse in verschiedenen Organen. Der Hauptrisikofaktor ist die Neutropenie.

Wiederholte kulturelle Schimmelpilz-Nachweise in Sputa oder Absaugsekreten, vor allem wenn bei Fieber, Husten oder Atemnot nicht andere Erreger als Ursache nachgewiesen werden können, sind dringend empfohlen. Regelmäßige Antigen-Nachweise, Röntgen- und Computertomographie-Aufnahmen unterstützen die Diagnostik bei gefährdeten Patienten.

Kultur

Aspergillus fumigatus wächst schnell auf vielen Medien, vorausgesetzt, der Pilz wird nicht von massivem Bakterien-Vorkommen behindert. Zuerst sehen die Schimmelpilz-Kolonien flach, hellblaugrau mit weißem Rand aus. Nach zwei bis drei Tagen wird die Färbung dunkler und intensiver in Richtung rauchblau oder blaugrün. Selbst bei älteren Kulturen bleibt immer ein weißer Randsaum, da dort noch keine farbigen Fruchtkörper entwickelt sind. Der Pilz ist ausgesprochen thermotolerant, denn er wächst bei Temperaturen von 12 °C bis 55 °C gut.

Mikroskopie (rechts oben)

In der linken Bildhälfe befindet sich ein Köpfchen in Entwicklung. Die Blase (Vesikel) des Conidiophoren (Konidienträgers) schwillt am Ende übergangslos an. Bei anderen Aspergillus-Arten gibt es oft einen Winkel. Die Form erinnert an eine Keule. Die Phialiden werden in der Vesikel geboren. Die unteren Phialiden zeigen schon die typische Neigung nach oben. Aspergillus ist uniseriat (einreihig), demzufolge gibt es keine Metulae. Die Konidienträger sind eher kurz im Vergleich zu anderen Aspergillen.

Mikroskopie (rechts unten)

Das Bild zeigt schön das Typische von Aspergillus fumigatus: die keulige Vesikelform und die Krümmung der Phialiden am unteren Saum nach oben. Die Phialiden stehen fein säuberlich getrennt parallel und einreihig. Die Vesikel messen 25 bis 30 µm im Durchmesser, und die Konidien sind mittelgroß (2,5 bis 3 µm).

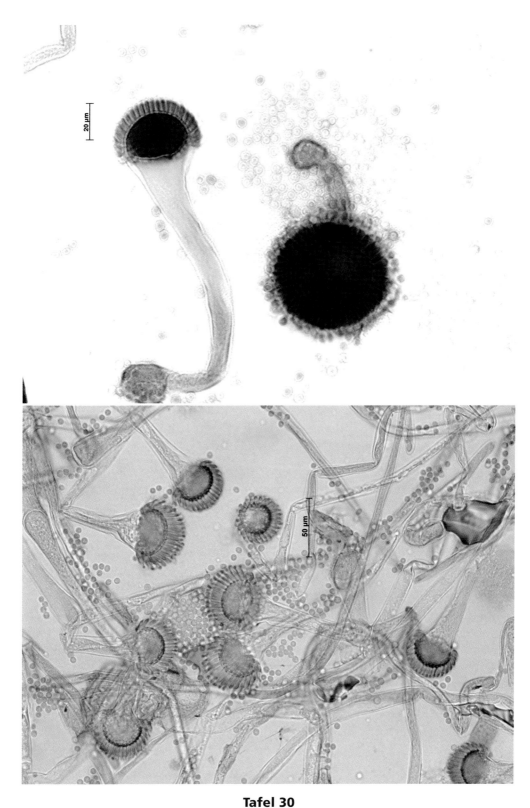

Tafel 30

Oben: Tesafilm-Präparat, Trichrome, Vergrößerung 1000fach
Unten: Tesafilm-Präparat, Lactophenolblau, Vergrößerung 640fach

3.7 Aspergillus-Mischinfektionen

Die Gattungen Aspergillus und Penicillium gehören zu den artenreichsten Gattungen. Diese Vielfalt, zumal die morphologischen Merkmalsausprägungen nur minimal sind, macht die Differenzierung schwierig. Es wurden bisher rund 200 Aspergillus-Arten beschrieben, doch davon spielen bei Infektionen des Menschen nur etwa 20 Arten eine bedeutende Rolle. Das erleichtert und vereinfacht wiederum die Differenzierung in der klinischen Mikrobiologie. Die wichstigste Art ist Aspergillus fumigatus, gefolgt von Aspergillus flavus, Aspergillus niger, Aspergillus nidulans, Aspergillus terreus, Aspergillus flavipes und weitere. Mischinfektionen von zwei Aspergillus-Arten sind nichts Außergewöhnliches. Meist sind sie an den verschieden gefärbten Schimmel-Kolonien in der Kultur zu erkennen. In Deutschland werden jährlich ca. 5000 schwere Aspergillus-Infektionen nachgewiesen; meist sind es Lungen-Infektionen. Testungen der Empfindlichkeit gegenüber systemisch einsetzbaren Antimykotika sind unbedingt bei allen Aspergillus-Infektionen zu empfehlen.

Mikroskopie (rechts oben)

Hier handelt es sich um eine Mischinfektion von Aspergillus fumigatus und Aspergillus niger. Durch die Trichrome-Färbung kommt das besonders gut zur Geltung. Die Größenunterschiede der Köpfchen sind enorm. Das große, runde, rote Köpfchen im Zentrum wird von Aspergillus niger gebildet. Man sieht, dass das Köpfchen biseriat aufgebaut ist. Die wesentlich kleineren, violett gefärbten Köpfchen stammen sämtlich von Aspergillus fumigatus. Die Mischungen Aspergillus fumigatus mit Aspergillus flavus und Aspergillus fumigatus mit Paecilomyces variotii kommen ebenfalls nicht selten vor.

3.8 Aspergillus (Emericella) nidulans

Die Art ist allgegenwärtig in Bodenproben, die Konidien treiben in der Luft, und in verrottendem Pflanzenmaterial kann man ebenfalls seine Anwesenheit nachweisen.

Kultur

Die Kolonien wachsen schnell, immer mit einer grünen Farbe. Das Grün kann dunkler sein oder honiggelbgrün, braungrün oder sandfarben mit einer Grüntönung. Die Agar-Rückseiten sind bräunlich bis rotbraun.

Mikroskopie (rechts unten)

Die Konidienträger sind 70 bis 150 µm lang und 3 bis 6 µm dick, glattwandig und haben eine leichte braune Eigenfärbung. Die Vesikel sind halbkugelförmig und haben einen Durchmesser von 8 bis 12 µm. Die Köpfchen sind biseriat aufgebaut und spreizen sich wie ein Fächer in die Höhe. Die Konidien sind rau.

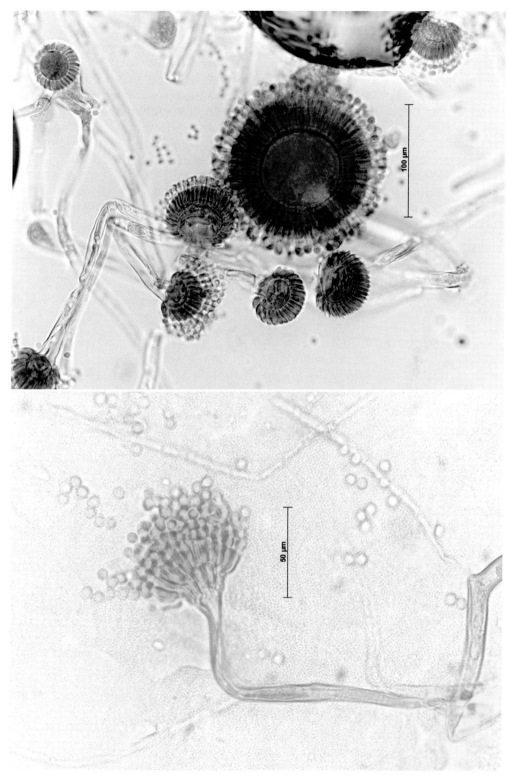

Tafel 31
Oben: Tesafilm-Präparat, Trichrome, Vergrößerung 640fach
Unten: Tesafilm-Präparat, Lactophenolblau, Vergrößeung 1000fach

3.9 Aspergillus niger

Aspergillus niger ist eine häufige, über der ganzen Erde vorkommende Schimmelpilzart. Man findet sie regelmäßig auf Getreidekörnern, auf Früchten, Gemüse, Staub, in Futtermitteln, Milchprodukten usw. Industrielle Verwertung findet der Pilz bei der Herstellung von Zitronensäure, Oxalsäure, Gluconsäure und vielen weiteren organischen Stoffen. Man muss in diesem Zusammenhang hinzufügen, dass mithilfe von Aspergillus-Stämmen eine Vielzahl von biochemischen Grundstoffen in riesigen Fermentern industriell produziert werden. Pektinasen, Amylasen, Cellulasen, Proteasen und weitere Enzyme sind wichtige Hilfsmittel bei der Traubensaftherstellung, in der Textil- und Lederindustrie sowie vielen weiteren Bereichen. In den Produktionsstätten müssen die Beschäftigten entsprechende Schutzvorkehrungen treffen, denn der Pilz ist auch für Gesunde bei Einatmung oder oraler Aufnahme in großen Mengen nicht harmlos.

In klinischem Untersuchungsmaterial ist er häufiger in Sputum, Bronchialsekreten und anderen Materialien aus dem Respirationstrakt zu finden. Weiterhin kommt er in Abstrichen von chronischen Gehörgangsentzündungen immer wieder vor. Auch im Stuhl wird er manchmal in größeren Mengen nachgewiesen.

Kultur

Die Kultur wächst schnell. Zuerst ist sie weiß, wird dann schwefelgelb und entwickelt im Zentrum nach und nach winzig kleine, schwarze Pünktchen. Mit zunehmendem Alter und zunehmender Größe der Kolonie nimmt die Schwärzung weiter zu. Die Kolonien bleiben im Gegensatz zu den Zygomyzeten flach. Die Agarplatten-Rückseiten sind farblos bis schwach gelb mit Falten.

Mikroskopie (rechts oben)

Trotz der Lactophenolblau-Färbung überwiegt die schwarzbraune Eigenfärbung des Pilzes, des Köpfchens und der überaus zahlreichen Konidien. Die Konidien sind relativ groß (nämlich 3,5 bis 5 µm) und mit vielen kleinen Warzen auf der Außenhülle.

Mikroskopie (rechts unten)

Die Köpfchen sind kreisrund und die größten unter den Aspergillen. Selbst die Vesikel messen schon 50 bis 100 µm im Durchmesser. Darum schließen sich die Metulae und Phialiden in dichten Reihen. Die Konidienträger haben immerhin eine Länge von 1 bis 3 mm!

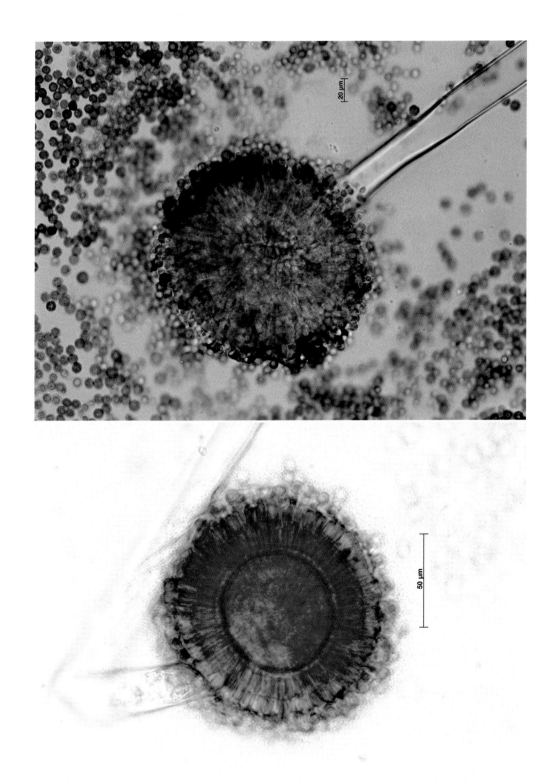

Tafel 32

Oben: Tesafilm-Präparat, Lactophenolblau, Vergrößerung 640fach

Unten: Tesafilm-Präparat, Trichrome, Vergrößerung 1000fach

3.10 Aspergillus oryzae

Die Art wird häufig mit A. flavus verwechselt. Sie ist trotz enger Verwandtschaft aber nicht in der Lage, Aflatoxine zu bilden. Der Schimmelpilz spielt in der japanischen Küche eine bedeutende Rolle. Mit seiner Hilfe wird Soja fermentiert, so dass Miso und Sojasoße gebildet werden. Desgleichen wird mit seiner Hilfe auch Reis zu Sake vergoren. In China wird er zur Herstellung von Koji benutzt. Zu erwähnen ist weiterhin, dass der Pilz in der Industrie in Fermentern Amylasen produziert. Ungeachtet seiner großen Nützlichkeit wird er weltweit als Verursacher verschiedener schwerwiegender Mykosen eher selten nachgewiesen.

Kultur

Die Kultur wächst schnell mit gelbgrüner Farbe. Die Koloniefärbung führt leicht zu Verwechslungen mit Aspergillus flavus, eventuell auch mit A. nidulans oder A. flavipes. Mit zunehmendem Alter kommt zum Grüngelb eine Brauntönung hinzu.

Mikroskopie (oben rechts)

Die Konidienträger können 4 bis 5 mm lang werden und sind durchschnittlich etwa doppelt so lang wie bei A. flavus! Mir fällt immer wieder auf, dass A. oryzae weniger häufig biseriat wächst. Die Metulae und die Phialiden umschließen nur die oberen zwei Drittel des Vesikels. Die Vesikel schwellen langsam keulenförmig an und nicht so wie bei A. flavus mit einem Knauf am Ende. Ein weiteres wichtiges Unterscheidungsmerkmal ist die Größe der Konidien. Sie sind die größten unter den Aspergillen und erreichen fast 10 μm im Durchmesser. Sie haben eine braungelbe Eigenfarbe und sind leicht rauwandig. Im Bild ist das gut zu erkennen.

3.11 Aspergillus terreus

Aspergillus terreus kommt kosmopolitisch im Erdboden, im Staub, in der Luft, auf Reiskörnern und anderem Getreide vor. Bei ungenügender Trocknung des Getreides können die Körner vom Schimmelpilz befallen sein. Als Mykotoxin von Aspergillus terreus ist das Gliotoxin in der menschlichen und tierischen Ernährung gefürchtet, weil es zytotoxisch und immunsuppressiv wirkt. Etwa 10 % aller Aspergillosen dürften in der Humanmedizin durch diese Art verursacht werden. Der Befall der menschlichen Organe umfasst eine größere Spannbreite, wie Lungen, Haut und Ohr. Systemischer Befall wurde häufig beschrieben.

Kultur

Die Kolonien wachsen innerhalb einer Woche auf einen Durchmesser von 3,5 bis 5 cm. Sie sind haselnussbraun oder zimtbraun. Mit dem Alter werden sie etwas dunkler.

Mikroskopie (rechts unten)

Die Konidienköpfchen sind biseriat ausgebaut. Die Metulae umschließen die oberen zwei Drittel der Vesikel. Metulae, Phialiden und Konidienketten spreizen sich nach oben und bilden eine Fächerform. Die Konidien sind klein.

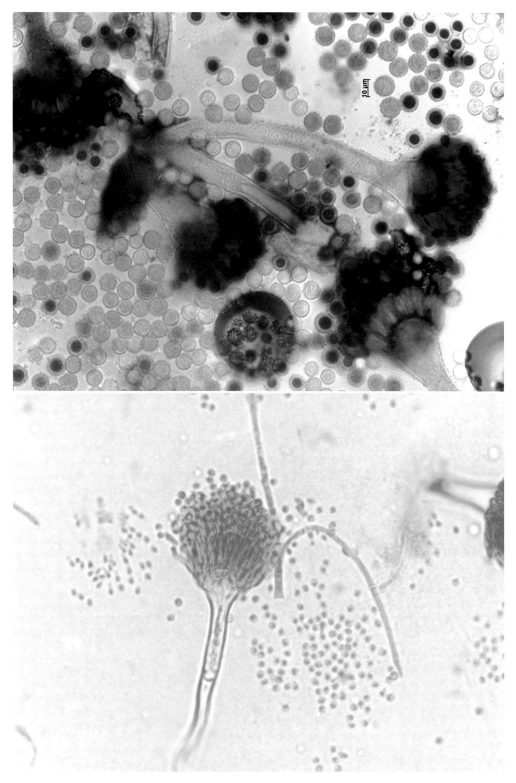

Tafel 33
Oben und unten: Tesafilm-Präparat, Lactophenolblau, Vergrößerung 1000fach

3.12 Aspergillus ustus

Der Pilz kommt weltweit vorwiegend im Boden, aber auch auf Getreide und Erdnüssen vor. Aspergillus ustus ist ein seltener Verursacher von Infektionen beim Menschen.

Kultur

Die Kolonien wachsen nicht so schnell. Zuerst sind die Farben weiß bis cremefarben, gehen über ins Gelbbräunliche, sind dann sandfarben oder blassbraun. Mit zunehmendem Alter können sie eine leicht olivfarbene Tönung bekommen. Trotzdem ist charakteristisch für diese Art, dass stets eine bräunliche Färbung überwiegt. Viele Stämme bilden ein Exsudat, das den Agar leicht dunkelrot färbt.

Mikroskopie (rechts oben)

Die Konidienträger sind bis 300 µm lang und von hellbrauner Eigenfärbung. Die Köpfchen sind biseriat aufgebaut und messen durchschnittlich 50 µm im Durchmesser. Im mikroskopischen Bild wird deutlich, dass die Metulae die Vesikel nicht voll umschließen. Das Köpfchen spreizt sich gewissermaßen in die Höhe, die Metulae und Phialiden sind eher kurz.

3.13 Aspergillus versicolor

Aspergillus versicolor findet man im Boden, auf Getreide, Nüssen, Lebensmitteln, im Hausstaub und an den Wänden von Innenräumen. Der Schimmelpilz dient als Indikatororganismus für Feuchtschäden in Innenräumen. Er ist ein potenzieller Mykotoxinbildner (Sterigmatocystin) und Verursacher allergischer Reaktionen bei hohen Konidienzahlen in der Atemluft. Schwere Infektionen des Menschen kommen hin und wieder vor allem bei Abwehrschwäche vor.

Kultur

Die Kolonien wachsen zuerst weiß und brauchen meist mehrere Tage, bis sie sporulieren. Damit nehmen sie eine hellgelbe Färbung an, die zu orangegelb oder gelbgrün wechselt. Oft ist eine fleischfarbene oder rosa Tönung der Kolonien zu bemerken. Im Alter werden sie dunkeloliv.

Mikroskopie (rechts unten)

Die Konidienköpfchen sind richtig rund und haben einen Durchmesser von gut 50 µm. Sie sind zweireihig aufgebaut. Die Vesikel messen etwa 15 µm im Durchmesser. Vesikel und Phialiden haben Längen von etwa 5 µm. Die Konidienträger sind farblos. Die Konidien ebenfalls, dazu sind sie rau.

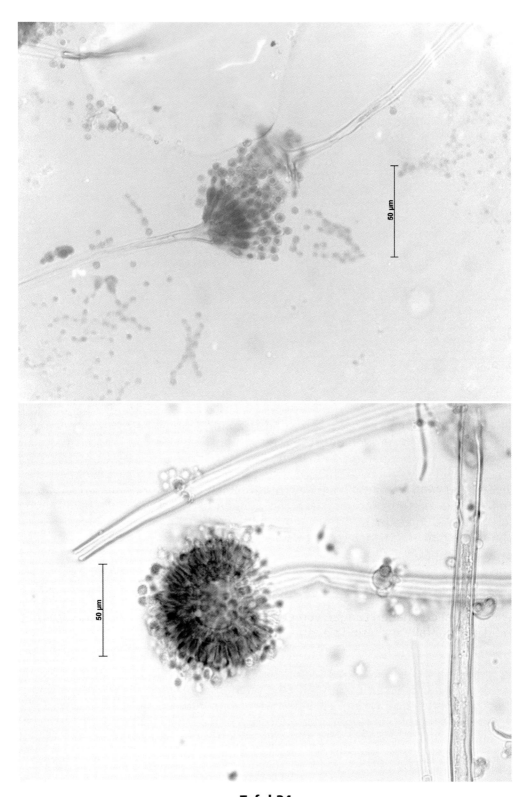

Tafel 34
Oben: Tesafilm-Präparat, Lactophenolblau, Vergrößerung 1000fach
Unten: Tesafilm-Präparat, Trichrome, Vergrößerung 1000fach

3.14 Fusarium-Arten

Die Gattung hat weltweit große phytopathologische Bedeutung, da diese Pilze kurz nach der Aussaat oder Pflanzung vom Erdboden aus viele Nutzpflanzen befallen, sie anfaulen oder das Gefäßsystem der Wirtspflanzen regelrecht verstopfen mit der Folge erheblicher Ernteertragsausfälle. Zahlreiche Fusarien haben sich auf bestimmte Pflanzenarten spezialisiert. In der menschlichen und Tierernährung muss auf die hohe Potenz zur Toxinbildung (viele verschiedene Toxine) im Brotgetreide und Tierfutter geachtet werden. Durch den Backvorgang werden die Toxine trotz hoher Temperaturen nicht zerstört. Pathogene Wirkungen auf den Menschen sind in Form alimentärer Toxikosen, allergischer Erkrankungen, Myzetomen, lokaler Infektionen und systemischer Mykosen möglich und seit Jahrzehnten bekannt. Systemische Fusariosen betreffen bevorzugt Patienten mit leukämischen Erkrankungen. Fusarium-Infektionen sind schwierig zu behandeln, da Antimykotika meist wenig wirksam sind. Eine Empfindlichkeitstestung ist unbedingt zu empfehlen.

Kultur

Fusarien wachsen allgemein gut bei leicht schwankender Zimmertemperatur. Wenn nachts die Temperaturen im Raum absinken, regt das die Konidienbildung an. Da Fusarien meist nicht so schnell wachsen, sollten die Platten unbedingt zugeklebt werden. Zu helles Licht wirkt auf das Wachstum hemmend. Die Kolonien wachsen zuerst weiß, werden bald darauf cremefarben, lachsfarben, rosa, rötlich oder violett. Die Agar-Rückseiten können rötlichbraun sein.

Mikroskopie (rechts oben)

Die genaue Einordnung erfolgt aufgrund der morphologischen Charakteristika auf Kartoffel-Dextrose-Agar und durch Sequenzierungsmethoden nach Anzucht des Erregers. Als Bestimmungsparameter dienen Form und Größe von Makro- und Mikrokonidien. Typisch für Fusarium-Arten sind sichelförmige, septierte Makrokonidien, die an kurzen Konidienträgern gebildet werden. Die noch junge Kultur auf Reis-Agar zeigt Konidien, die zu Köpfchen verklumpen und dann leicht mit Cephalosporium-, Acremonium- oder Phialophora-Arten verwechselt werden können. Erst wenn sich einzelne Makrokonidien zeigen, ist sicher, dass es sich um Fusarien handelt. Im Foto ist eine junge F. solani-Kultur abgebildet.

3.15 Fusarium solani (Nectria haematococca)

Diese Art ist der häufigste Erreger von Fusariosen in der Medizin

Kultur

Die Isolierung des Pilzes aus dem klinischen Material gelingt auch auf dem üblichen Sabouraud-Agar. Selbst Blutkulturen bei Systemmykosen und deren Abimpfung auf Blut-Agar können positiv sein. Bei Bebrütungstemperaturen um 37 °C wächst der Pilz durchaus. Die morphologischen Charakteristika sind dann allerdings nicht ausreichend zur genauen Spezies-Bestimmung ausgebildet. Auf Sabouraud-Agar wachsen die Kolonien sehr hell mit Luftmyzel, auch etwas wollig, werden dann cremefarben, selten hellrosa oder hellgrau.

Mikroskopie (rechts unten)

Auf Sabouraud-Agar finden sich viele Mikrokonidien und dazwischen einige Makrokonidien.

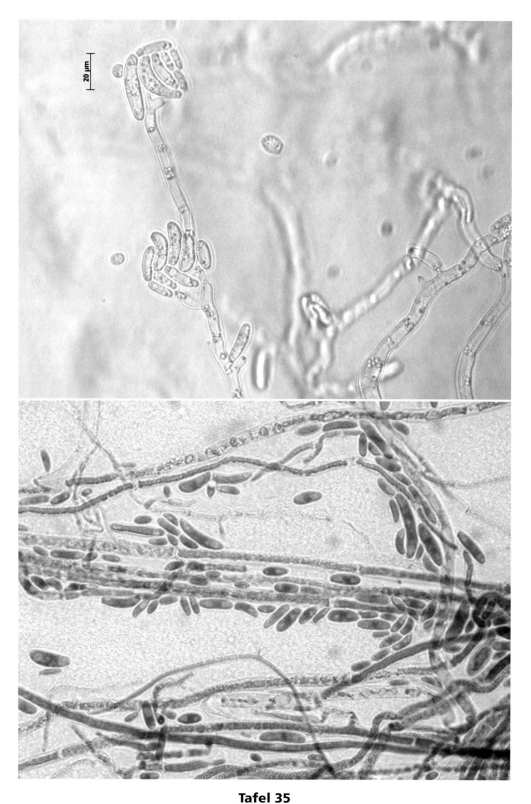

Tafel 35

Oben: Reis-Agar mit Deckglas, lebend, Vergrößerung 1000fach
Unten: Tesafilm-Präparat, Lactophenolblau, Vergrößerung 1000fach

3.16 Fusarium oxysporum

Nach F. solani folgt unmittelbar F. oxysporum in der Häufigkeit und Schwere der menschlichen Infektionen.

Kultur

Die Kolonien wachsen relativ schnell. Sie sind zunächst weiß, bilden ein lockeres spinnwebähnliches Luftmyzel, und das Zentrum der Kolonie beginnt sich rosarot-violett einzufärben. Die violette Tönung ist charakteristisch für die Art. Der Kolonierand bleibt immer hell. Die Agar-Rückseite ist hellrot bis dunkelrot. Einige Stämme haben einen Fliedergeruch. Die Kulturen wachsen durchaus bei 37 °C, bevorzugen aber Bereiche von 25 bis 30 °C.

Mikroskopie (rechts oben)

Die leicht gekrümmten 2- bis 6-zelligen Makrokonidien (die Wände und Septen wurden durch das Lactophenolblau nicht angefärbt und erscheinen daher farblos bis weiß) werden in großer Zahl gebildet. Sie besitzen eine typische Krümmung, und an einem Ende ist eine „Fußzelle" auszumachen. Die „Fußzelle" ist das Ende der Makrokonidie, welches am Konidienträger angeheftet war. Die Größe der Makrokonidien und die Anzahl der Zellen jeder einzelnen variiert in gewissem Maße. Mikrokonidien werden ebenfalls gebildet, sind aber auf Sabouraud- oder Reis-Agar nicht so zahlreich.

3.17 Fusarium culmorum

Der Pilz ist weltweit, mit einer gewissen Präferenz der gemäßigten Zonen, verbreitet. Krankmachende Wirkungen auf Mensch und Tier gehen von dieser Art aus, wenn Getreide nicht ausrei-chend getrocknet worden ist und eine starke Mykotoxinausschüttung eingesetzt hat. Beschrieben wurden allergische Reaktionen bei Einatmung höherer Konidienzahlen in der Luft. Schwere Systemmykosen beim Menschen sind bisher nicht berichtet worden.

Kultur

Es bildet sich ein weißes, fluffiges Luftmyzel. Das Myzel auf der Agaroberfläche ist hellgelb oder leicht rosa getönt. Danach entwickelt sich die Färbung in Richtung ocker bis rotbraun. Die Agar-Rückseiten sehen rötlich bis bräunlich aus. Das Luftmyzel sammelt Feuchtigkeit aus der Atmo-sphäre und speichert sie häufig in kleinsten Tröpfchen. Da die maximale Wachstumstemperatur bei 31 °C liegt, dürften sich Infektionen, wenn überhaupt, auf Körperzonen beschränken, die diese Temperaturen nicht überschreiten.

Mikroskopie (rechts unten)

Die Konidienträger stehen immer einzeln und nie büschelweise. Daran werden Makrokonidien gebildet und niemals Mikrokonidien. Die Makrokonidien besitzen 3 bis 8 Zellen, die durch die Septen unterteilt sind. Die äußere, gekrümmte Form ist recht gleichgestaltet. Die Makrokonidien besitzen eine bräunliche Eigenfärbung. Im Foto erkennt man viele junge, aber bereits typische Makrokonidien. Die Septierung ist noch nicht voll ausgeprägt.

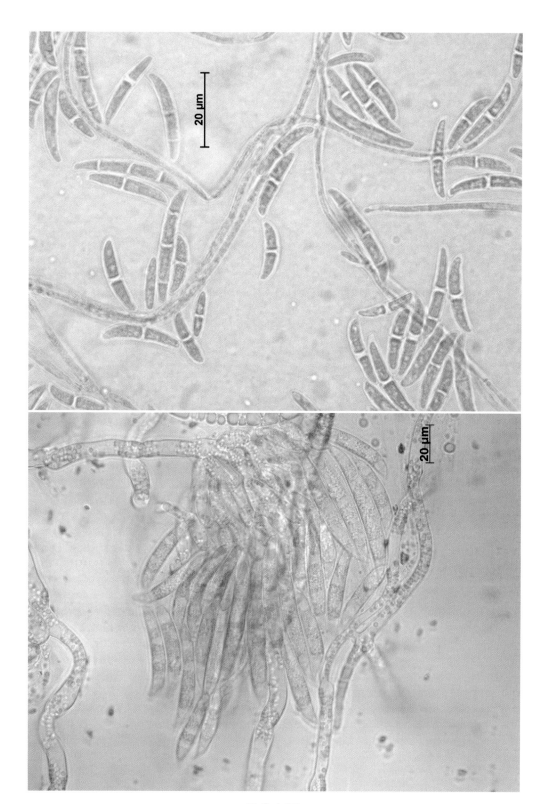

Tafel 36

Oben: Tesafilm-Präparat, Lactophenolblau, Vergrößerung 1000fach
Unten: Reis-Agar mit Deckglas, lebend, Vergrößerung 1000fach

3.18 Fusarium dimerum

Der Pilz wird selten nachgewiesen, ist aber ein ernst zu nehmender Infektionserreger. Beschrieben wurden eine Keratitis, eine Endokarditis nach Bypass und eine systemische Infektion nach Stammzelltransplantation.

Kultur

Die Kolonien wachsen langsam. Sie sind lachsfarben und nehmen an Farbintensität mit dem Alter zu. Luftmyzel wird, wenn überhaupt, nur wenig gebildet. Die Kolonieoberfläche ist etwas schleimig.

Mikroskopie (rechts oben)

Auffallend sind die vielen kurzen Konidien. Sie besitzen aber durchweg eine gewisse Krümmung. Das weist sie bereits als Makrokonidien aus. Mikrokonidien sind zwar kaum kleiner, haben jedoch stets eine ovale Form. Die Makrokonidien sind 1- bis 3-zellig. Mikrokonidien gibt es bei dieser Art nicht. Verwechslungen mit Acremonium-Arten sind möglich. Die Makrokonidien sind bei F. dimerum etwas dicker, und ab und zu gibt es unter ihnen septierte Makrokonidien. Weiterhin ist bemerkenswert, dass die Kultur langsamer wächst als die von Acremonium-Arten.

3.19 Penicillium-Arten

Die Konidien der Gattung Penicillium kommen überall in der Umwelt vor. Es gibt mindestens 900 verschiedene Arten. Nur einige wenige Arten können schwerwiegende Infektionen beim Menschen hervorrufen. Wenn in klinischem Material Penicillium-Kolonien wachsen, muss im Regelfall von einer Kontamination durch Konidien aus der Luft ausgegangen werden. Das ist stets genau abzuklären. Kontaminationen können durch Abkleben der Platten vermindert werden. Nicht vergessen werden sollte, dass Toxine von Penicillium-Arten in Lebensmitteln vorkommen und allergische Reaktionen durch Penicillium-Sporen von größerer gesundheitlicher Bedeutung sein können.

Kultur

Die Kolonien wachsen pudrig, oft blaugrün, seltener gelb, weiß oder rötlich. Die Kolonien haben meist Falten. Sie wachsen nur selten bei 37 °C.

Mikroskopie (rechts unten)

Typisch für die ganze Gattung sind die Pinsel, die bereits bei 100-facher Vergrößerung zu erkennen sind. Ein Pinsel besteht aus dem Konidienträger (Conidiophore), den Metulae, den Phialiden und den Konidien, die von den Phialiden produziert werden. Wenn nur eine einzelne Metula mit vielen Phialiden auf dem Konidienträger sitzt, spricht man vom monoverticillaten Aufbau. Biverticillat sind die Pinsel aufgebaut, wenn auf dem Konidienträger mindestens 2 Metulae sitzen (wie auf dem Foto). Bei einem terverticillaten Aufbau gibt es sozusagen noch eine weitere Etage von Metulae (eine nochmalige Verzweigung), erst dann kommen die Phialiden und dann die Konidien, die, wenn man nicht daran stößt, in langen Schnüren wie Perlen an der Kette daran hängen können.

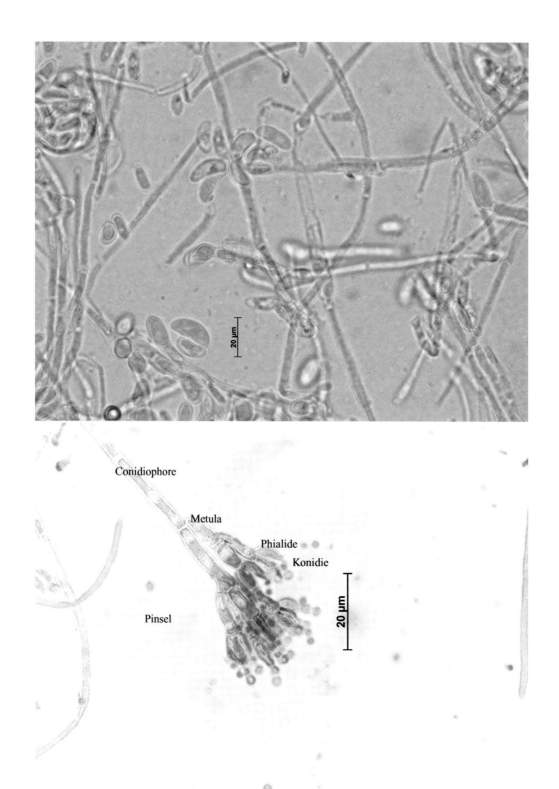

Conidiophore

Metula

Phialide

Konidie

Pinsel

20 µm

20 µm

Tafel 37
Oben: Tesafilm-Präparat, Trichrome, Vergrößerung 1000fach
Unten: Tesafilm-Präparat, Lactophenolblau, Vergrößerung 1000fach

3.20 Penicillium brevicompactum

Die Art kommt überall in der Umwelt vor. Organische Substrate werden bei ausreichender Feuchtigkeit abgebaut. P. brevicompactum gehört zu den toxinbildenden Arten. Die Art wird manchmal als Auslöser für Asthma bronchiale genannt. Eine Rarität ist ein Befall der Lungen.

Kultur

Die Kultur wächst nicht so schnell bei 25 bis 30 °C, bei 37 °C nur schlecht oder gar nicht. Die Kolonien sind faltig mit olivgrüner Färbung. Der umgebende Agar färbt sich leicht orangefarben bis rötlich braun.

Mikroskopie (rechts oben)

Die Konidienträger sind 500 bis 800 µm lang. Die Metulae sehen kompakt aus und haben eine Länge von 9 bis 12 µm. Die Pinsel sind meistens terverticillat aufgebaut. Die Phialiden sind flaschenförmig und nur wenig kürzer als die Metulae. Die Konidien sind fast rund und etwas rau.

3.21 Penicillium camemberti

Bei der Herstellung des Camembert-Käses wird eine spezielle Zuchtform dieser Art verwendet, die keinerlei gesundheitsgefährdende Potenz mehr hat. Auf ähnlichen Käsesorten mit weißem Schimmel handelt es sich meist um Penicillium caseifulvum. Wildstämme der Art, die in der Umwelt zu finden sind, sind allerdings als Mykotoxin-Produzenten bekannt.

Kultur

Die Kolonien wachsen bei Zimmertemperatur langsam. Das Myzel ist wollig, fluffig und schneeweiß und wächst bis zu einem Zentimeter in die Höhe. Später kann die Farbe leicht ins Gelbliche, Rötliche oder Graugrünliche wechseln. Temperaturen über 30 °C hemmen das Wachstum. Als Infektionserreger kommt diese Art somit nicht in Frage, allerdings als Lebensmittelverderber bei Wildstämmen.

Mikroskopie (unten rechts)

Die Pinsel haben eine schlanke Form, schon weil die Metulae schlanker gebaut sind. Die Pinsel sind biverticillat und terverticillat aufgebaut. Die Phialiden sind flaschenförmig mit einem kurzen „Hals". Die Konidien sind rund und 4 bis 5 µm groß.

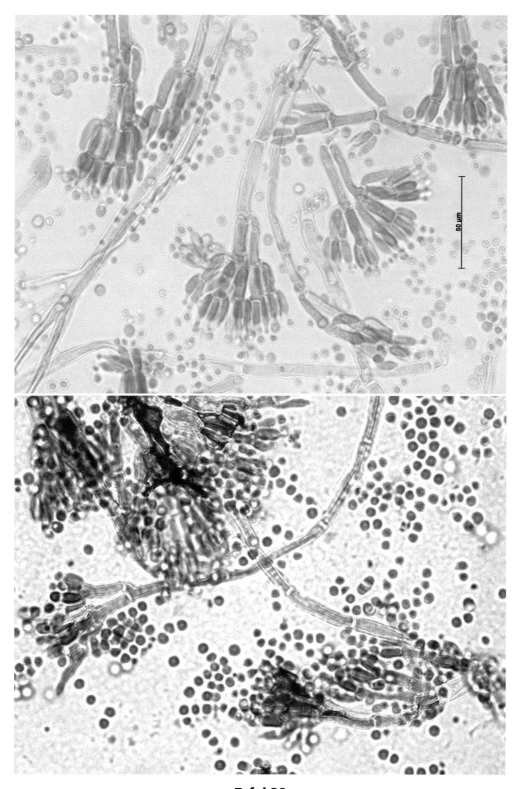

Tafel 38
Oben und unten: Tesafilm-Präparat, Trichrome, Vergrößerung 1000fach

3.22 Penicillium chrysogenum (früher Penicillium notatum)

P. chrysogenum und P. notatum waren früher zwei getrennte Arten. Vor allem P. notatum wurde durch die Fähigkeit, Penizillin zu bilden, weltweit bekannt. Einzelne Stämme, die besonders viel Antibiotikum produzierten, wurden in der Vergangenheit selektiert und werden seitdem für die industrielle Arzneimittelproduktion eingesetzt.

Kultur

Der Pilz wächst schnell und bildet stets radiäre Falten, d. h. die Falten ziehen sich von der Mitte der Kolonie an den äußeren Rand. Die Oberfläche sieht samtig bis flockig aus. Das Myzel, das noch keine Fruchtkörper trägt, ist erst einmal gelbgrün und wechselt dann mit Ausbildung der Konidienträger und Konidien nach blaugrün in den verschiedensten Schattierungen. Auf der samtigen Oberfläche bilden sich nach mehreren Tagen einige zitronengelbe Wassertröpfchen. Die Rückseite ist farblos bis gelb. Bei vielen Stämmen färbt sich der Agar rund um die Kolonie gelb. Meist riechen die Stämme dieser Art nicht muffig oder schimmelig (wie es Schimmelpilze üblicherweise tun), sondern duften aromatisch-würzig.

Mikroskopie (rechts oben)

Die Conidiophoren sind 200 bis 300 µm lang. Die Pinsel sind meist terverticillat aufgebaut. Die Metulae sind schlank und flaschenförmig. Sie tragen die glattwandigen, gelbgrünen Konidien in parallel verlaufenden Ketten.

3.23 Penicillium decumbens

P. decumbens ist in der Natur weit verbreitet. Die Art ist bevorzugt im Boden nachzuweisen, am häufigsten in tropischen und subtropischen Gebieten. Schwere Infektionen durch diesen Pilz sind außerordentlich selten, kommen aber vor.

Kultur

Bei 25 °C wachsen die Kolonien schnell, bei 37 °C verzögert. Zuerst sind sie weiß oder cremefarben und färben sich dann blaugrün.

Mikroskopie (unten rechts)

Die Konidienträger sind nur 50 bis 100 µm lang. Am auffälligsten sind die Pinsel, die ein wenig an eine Hand mit vielen schmalen Fingern erinnern. Sie sind monoverticillat aufgebaut.

Die Phialiden sind flaschenförmig und etwa 15 µm lang. Die Konidien sind oval und 2 bis 3 µm groß.

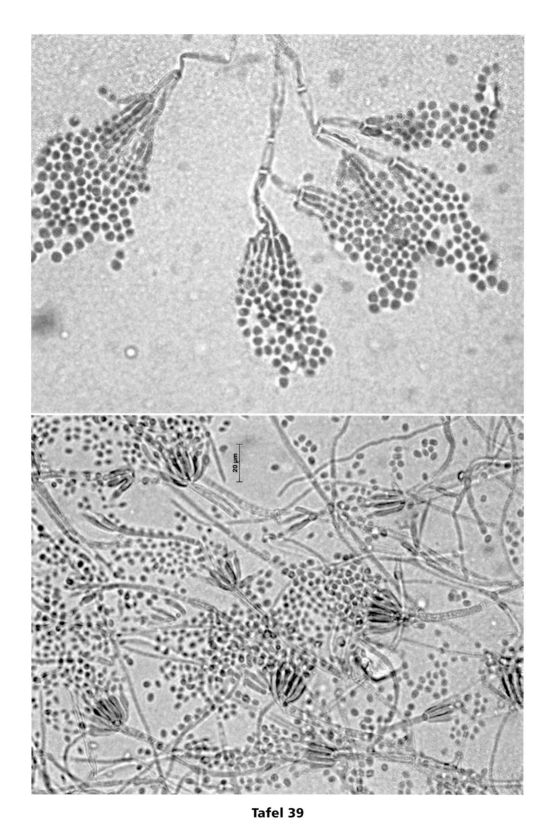

Tafel 39
Oben: Tesafilm-Präparat, Lactophenolblau, Vergrößerung 1000fach
Unten: Tesafilm-Präparat, Trichrome, Vergrößerung 1000fach

3.24 Penicillium marneffei

Nachweise dieser Penicillium-Art bedeuten stets, dass es sich um eine ernsthafte Infektion handeln muss. Da der Pilz ausschließlich in Südost-Asien (Indischer Subkontinent), südwestliches China, Vietnam, Thailand und Hongkong vorkommt, muss der Patient von dort stammen oder eine solche Reiseanamnese aufweisen. Die Infektion erfolgt durch Einatmen der Konidien. Zuerst entwickelt sich eine Infektion der Lungen. Systemische Infektionen werden vor allem bei Immundefizienz (z. B. AIDS) nachgewiesen, aber auch ansonsten völlig Gesunde können davon betroffen sein. Unbehandelt verläuft die Infektion fatal.

Kultur

Charakteristisch für diese Art ist der ausgeprägte, von der Temperatur abhängige Dimorphismus. Andere Penicillium-Arten zeigen keinen solchen Dimorphismus. Bei 37 °C haben die Kolonien ein hefeartiges Aussehen. Sie sind weiß. Auf Malzextrakt-Agar wachsen die Kolonien bei 25 °C schnell, zuerst flach und weiß, dann in der Mitte zart gelbgrün oder silbergrün und pudrig. Recht schnell färbt sich der umgebende Agar orangerot!

Mikroskopie (rechts oben)

Die hefeartigen Zellen in der Kultur bei 37 °C vermehren sich nicht durch Sprossung, sondern durch Septenbildung mit anschließender Teilung. Die Schimmelpilzkultur zeigt bei genauer Betrachtung Pinsel. Sie sind meist biverticillat und seltener monoverticillat aufgebaut. Die Metulae stehen quirlartig, gespreizt wie ein Fächer. Die Konidien hängen meist in nur kurzen Ketten an den Phialiden.

3.25 Paecilomyces-Arten

Paecilomyces kommt weltweit im Boden vor, zersetzt viele organische, auch tierische Materialien und führt bevorzugt eine saprophytische Lebensweise. Einzelne Vertreter werden immer wieder als Verursacher schwerer Infektionen genannt. Allergische Reaktionen bei hoher Keimzahl in der Atemluft sind bereits seit Langem bekannt.

Kultur

Paecilomyces wächst schnell und meist im Gegensatz zu Penicillium auch bei hohen Temperaturen. Während die Penicillium-Kolonien meist etwas gefaltet sind, wachsen die von Paecilomyces flach und eben. Viele besitzen einen leicht süßlichen Geruch. Die Oberfläche ist pudrig, die Randzonen immer weiß, das Zentrum in pastelligen Farbtönen wie ocker, weinrot, zartgrün.

Mikroskopie (rechts unten)

Das mikroskopische Präparat ist unbedingt von der Randzone herzustellen, weil dort die „Bauweise" noch übersichtlich ist. Auch Paecilomyces bildet Fruchtstände, die an Pinsel erinnern. Sie sind allerdings nie kompakt gebaut. Beide Gattungen lassen sich gut voneinander unterscheiden, wenn man sich die Phialiden genauer ansieht. Sie sind bei Paecilomyces ebenfalls flaschenförmig, haben aber einen lang ausgezogenen „Hals". Die Konidien sind bei Paecilomyces immer länglich oval geformt, während sie bei Penicillium rund bis fast rund sind.

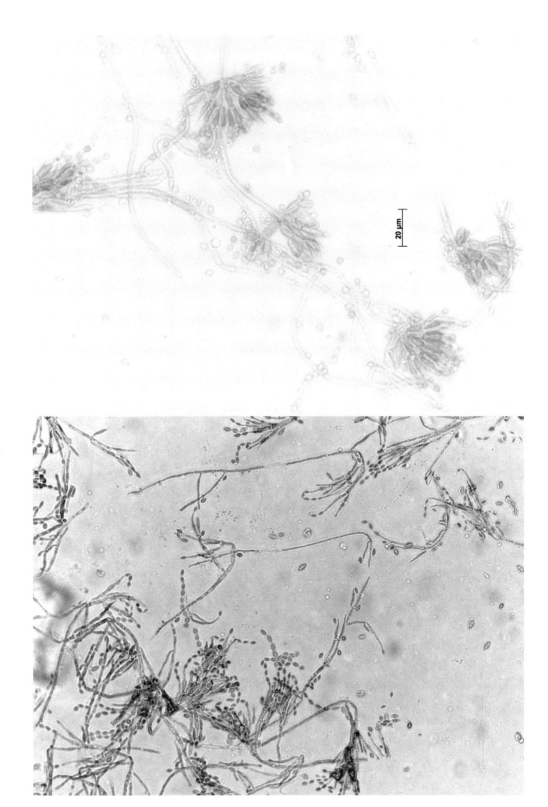

Tafel 40

Oben: Tesafilm-Präparat, Lactophenolblau, Vergrößerung 1000fach
Unten: Tesafilm-Präparat, Lactophenolblau, Vergrößerung 100fach

3.26 Paecilomyces variotii

Der Pilz kommt sehr häufig in der Umwelt vor. Seine Konidien sind regelmäßig in der Erde und in Luftproben zu finden, besonders dort, wo höhere Temperaturen herrschen. Die Art findet sich auch bei der Kompostierung von Nahrungsmitteln (Biotonne) und dem Grünschnitt. Paecilomyces variotii vermag Getränke und andere Flüssigkeiten trotz Zusatz von Konservierungsmitteln (Sorbinsäure, Benzoesäure, Propionsäure) zu verderben.

In der medizinischen Literatur finden sich zahlreiche Berichte von Mykosen, in denen der Pilz als Verursacher nachgewiesen wurde. P. variotii ist der wichtigste Vertreter der Gattung.

Kultur

Die Kolonien wachsen schnell, flach ausgebreitet mit pudriger Oberfläche. Sie färben sich hellbraun bis sandfarben und wachsen bei Temperaturen bis immerhin 50 °C. Der Geruch ist leicht süßlich, nicht modrig-schimmelig.

Mikroskopie (rechts oben)

Die Konidienträger (Conidiophoren) verzweigen sich zu einzelnen bis maximal sieben „Seitenästen". Daran sitzen die Phialiden. Die Phialiden können auch direkt auf den Konidienträgern sitzen. Die Phialiden sind 12 bis 22 µm lang und 3 bis 5 µm breit und flaschenförmig, manchmal bauchig geformt. Das halsförmige obere Ende ist lang ausgezogen. An der Spitze werden die tropfenförmigen oder länglich ovalen Konidien geboren. Meist sind sie 3 bis 5 µm lang. Sie können in langen Ketten aneinander hängen, falls man nicht daran gestoßen ist und den Aufbau zerstört hat.

3.27 Paecilomyces lilacinus

Paecilomyces lilacinus kommt vor allem im Boden und auf absterbenden Pflanzenteilen vor. Die Art lebt auch parasitisch auf Insekten und Nematoden (winzige Fadenwürmer im Boden). Da bestimmte Nematoden Pflanzenschädlinge sind, wird diese Art aufgrund ihrer parasitischen Eigenschaften kommerziell im biologischen Pflanzenschutz (Tomaten- und Kartoffelanbau) eingesetzt.

Die keratinophilen Eigenschaften des Pilzes sind eine Gefahr für Hautinfektionen. Sinusitis, Augeninfektionen und tiefe Mykosen sind vielfach beschrieben.

Kultur

Die Kolonien wachsen schnell, flach, manchmal etwas fluffig und violett oder hell weinrot.

Mikroskopie (rechts unten)

Die Konidienträger sind aufrecht und 400 bis 600 µm lang. Die Verzweigungen sind dicht, fast wie die Pinsel von Penicillium. Die Phialiden sind am Ansatz dicker, haben einen flaschenförmigen „Bauch" und verschlanken sich zur Spitze. Daran sitzen die ovalen Konidien. Sie sind 2 bis 3 µm groß.

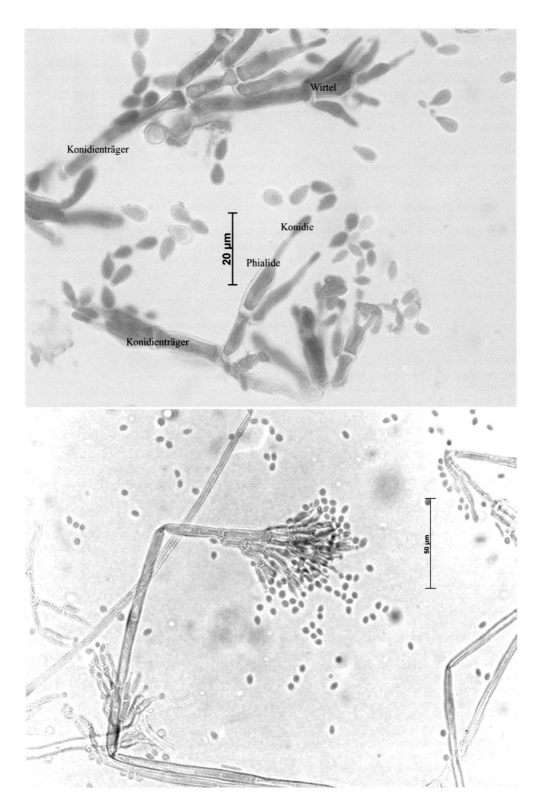

Oben: Wirtel · Konidienträger · Konidie · Phialide · Konidienträger · 20 µm

Unten: 50 µm

Tafel 41
Oben: Tesafilm-Präparat, Lactophenolblau, Vergrößerung 1000fach
Unten: Tesafilm-Präparat, Trichrome, Vergrößerung 1000fach

4 Schwärzepilze (Dematiaceae)

Wie der Name andeutet, zeichnen sich diese Pilze dadurch aus, dass sie alle dunkel aussehen. Sie haben in ihren Zellwänden durchweg ein dunkles Pigment, ein Melanin. Das zeigt sich nicht nur in der mikroskopischen Vergrößerung, sondern auch mit bloßem Auge in der Farbe ihrer Kolonien. Sie sehen alle schwarz, dunkelgrau oder dunkel olivgrün aus.

Einige Arten sind seit langem als Infektionserreger bekannt, sei es durch Verletzung hervorgerufen oder durch andere Eindringungsmöglichkeiten.

4.1 Scedosporium apiospermum (Pseudoallescheria boydii)

Der Pilz wurde früher auch Monosporium apiospermum genannt. Er kommt weltweit im Boden, Abwasser, Kompost, auf Pflanzen und in der Luft vor. Scedosporium apiospermum ist der wichtigste Erreger von Myzetomen in den gemäßigten Breiten. Der auch auf dornigen Pflanzen anzutreffende Saprophyt gelangt gewöhnlich über Verletzungen in den Organismus, wo er Myzetome oder Drusen entwickeln kann. Allerdings ist der Infektionsmodus in der modernen Medizin mit dem von Aspergillus fumigatus vergleichbar. Es gibt viele Berichte über disseminierte Mykosen und diese Pilzart. S. apiospermum ist der häufigste Vertreter der Gattung Scedosporium in klinischem Untersuchungsmaterial.

Kultur

Das Myzel wächst locker, flockig mit weißgrauer Farbe. Die Rückseite der bewachsenen Kultur ist hellgrau. Scedosporium wächst meist noch besser auf Blut-Agar als auf den klassischen Pilz-Medien! Auf Blut wächst er flach und fast farblos. Durch Diffusion eines roten Farbstoffs entsteht ein rötlicher Hof um die Kolonien auf Kimmig- oder Malzextrakt-Agar. Der Pilz wächst auch bei 37 °C gut. Ältere Kulturen färben sich rauchbraun.

Mikroskopie (rechts oben)

Bei ganz jungen Kulturen sieht man Konidien an kurzen Stielchen (konidiogene Zellen). Einzelne, länglich ovale oder tropfenförmige Konidien schlüpfen aus der Spitze dieser konidiogenen Zellen. Kleine Wassertröpfchen sind in der Mikroskopie der lebenden Kultur auf Reis-Agar zu sehen. Die „Stielchen" (konidiogene Zellen) werden länger und bleiben schmal. Wenn sich die Konidien lösen, wechselt ihre Farbe von durchsichtig zu hellbraun. Die Zellwände werden dicker. Die Konidien sind 6 bis 12 µm lang.

4.2 Scedosporium apiospermum und Akanthamöben

Mikroskopie (rechts unten)

Bei ausreichender Feuchtigkeit und Verschmutzung kann es zu Mischinfektionen kommen. Die kleinen Pünktchen sind Bakterien, die die Nahrung für die Akanthamöben bilden. Das Foto durchziehen Hyphen von Scedosporium. Konidiogene Zellen und länglich ovale Konidien sind zu erkennen.

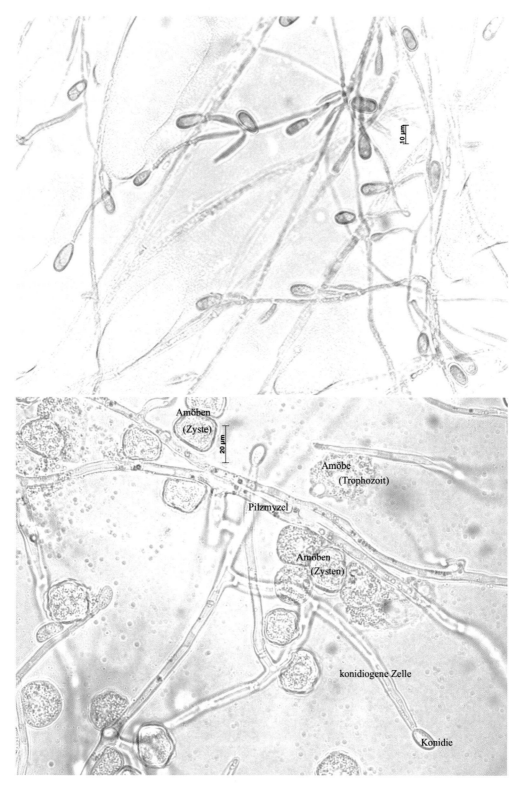

Tafel 42

Oben: Tesafilm-Präparat, Trichrome, Vergrößerung 1000fach
Unten: Reis-Agar mit Deckglas, lebend, Vergrößerung 1000fach

4.3 Scopulariopsis brevicaulis

Der Schimmelpilz kommt kosmopolitisch im Erdboden, auf verrottendem Pflanzenmaterial, aber auch bei verdorbenen Milch- und Fleischprodukten vor. Seine Anwesenheit macht sich durch einem Geruch nach Ammoniak bemerkbar.

Der Pilz besitzt keratinolytische Eigenschaften. In der Medizin besitzt er Bedeutung aufgrund von Nagel- und Augeninfektionen. Selten wird er als Verursacher von invasiven Infektionen beschrieben, vor allem bei immunsupprimierten Patienten.

Kultur

Die Kolonien wachsen schnell bei 30 °C. Bei 37 °C wachsen sie nur langsam. Der Schimmel hat anfangs eine helle Farbe und wird nach ein bis zwei Tagen pudrig, rosabraun im Zentrum der Kolonie. Die Agar-Rückseite ist cremefarben bis hellgraubraun.

Mikroskopie (rechts oben)

Die konidiogenen Zellen stehen einzeln oder zu mehreren, so dass sie ein buschiges Ausssehen annehmen. Die Konidien werden abgeschnürt und hängen in Ketten aneinander. Die Konidien sind rund, mit bräunlicher Hülle und rauwandig. Im Foto handelt es sich um eine nicht mehr so junge Kultur, denn die Konidien sind meist schon zerstreut und deutlich größer als die von Penicillium, die selbst ja auch rund sind und in Ketten aneinanderhängen.

4.4 Scedosporium prolificans (früher Scedosporium inflatum)

Es ist ein Pilz, der weltweit im Boden, in der Luft, im Schmutzwasser, in verrottendem Holz, auf verderbendem Gemüse und als Saprophyt auf Pflanzen vorkommt.

Bei Verletzungen, aber noch häufiger durch Einatmung kann es vor allem bei immunsupprimierten Patienten zu Pneumonien, Meningoenzephalitis, Augeninfektionen oder disseminierten Infektionen kommen. Da der Pilz gegen die meisten Antimykotika primär resistent ist, sollte unbedingt eine Empfindlichkeitstestung durchgeführt werden. Itraconazol oder Posaconazol sind hochdosiert in den meisten Fällen zu empfehlen. Die Sterblichkeit ist hoch.

Kultur

Die Kolonien wachsen selbst noch bei 40 °C schnell, besonders gut auf Blut-Agar, und flach. Auf Kimmig-, Malzextrakt- oder Sabouraud-Agar wachsen die Kolonien haarig, fluffig, etwas in die Höhe und mit olivgrauer bis schwarzbrauner Farbe.

Mikroskopie (rechts unten)

Ein augenfälliger Unterschied zu S. apiospermum besteht darin, dass S. prolificans nicht buschig verzweigt aussehende Vermehrungsorgane zeigt. Es entwickeln sich längliche konidiogene Zellen in gewissen Abständen voneinander, einzeln an langen Hyphen sitzend. Die konidiogenen Zellen sind kürzer und im unteren Abschnitt bauchiger als die von S. apiospermum. Nach dem Abfallen werden die Konidien dunkler und dickwandiger. Die Konidien sind oval und nicht so länglich oval wie bei S. apiospermum.

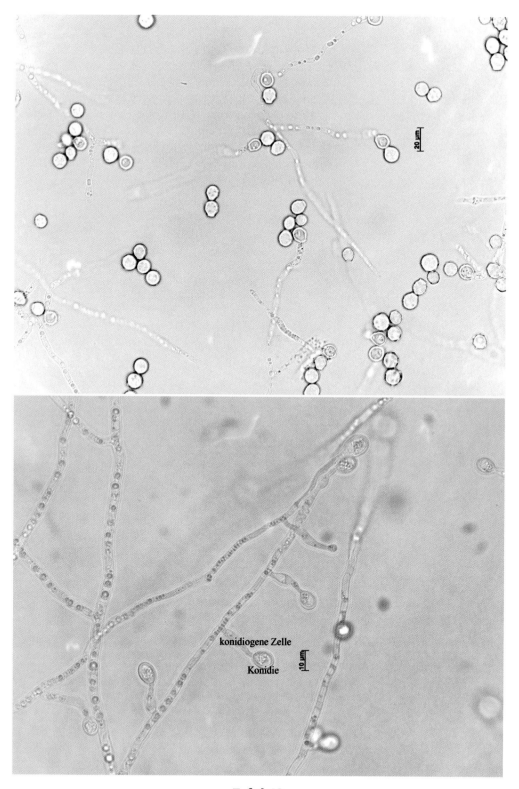

Tafel 43
Oben und unten: Reis-Agar mit Deckglas, lebend, Vergrößerung 1000fach

4.5 Cladosporium cladosporioides

Die Art ist eine der häufigsten Pilzarten in Staub- und Luftproben. In unserem näheren Wohnumfeld ist sie allgegenwärtig. So genannte Stockflecken in feuchter Wäsche, auf Tapeten, in Fliesenfugen und wo auch immer, können meist mit diesem Pilz ursächlich in Zusammenhang gebracht werden. Bei Luftuntersuchungen in Innenräumen müssen die Konidienzahlen immer mit Vergleichsproben der Außenluft verglichen werden. Erst bei höheren Zahlen in den Innenräumen ist von einer eigenständigen Keimzahlerhöhung auszugehen. Während des Wachstums produzieren Schimmelpilze einschließlich Cladosporium flüchtige Stoffwechselprodukte (MVOCs = microbial volatile organic compounds), die den typischen muffigen Schimmelgeruch ausmachen.

Im Pilzlabor ist Cladosporium ein häufiger Kontaminant in Kulturen, die nicht bei höheren Temperaturen wie 37 °C bebrütet werden. Als Krankheitserreger kann er in Ausnahmefällen in Betracht gezogen werden.

Kultur

Cladosporium-Kolonien erkennt man recht einfach an der wunderschönen, samtigen, fast schwarzen Oberfläche. Der dunkle Farbton hat immer eine olivfarbene Tönung, manchmal mehr ins Schwarze, manchmal mehr ins Dunkelbraune gehend. Die Kolonien sind etwas gefaltet und immer dunkel. Sie wachsen langsam und nie bei höheren Temperaturen, aber durchaus noch im Kühlschrank. Die morphologisch ähnliche aber weitaus pathogenere Art Cladosporium trichoides wächst bei bis zu 42 °C.

Mikroskopie (rechts oben)

Die ungefärbten Wände des Myzels und der Konidien sind dunkelbraun. Die Konidienträger sind bis zu 350 μm lang. Am Ende und an den Seiten verzweigen sie sich. Aus jeder Verzweigung wächst eine Kette von Konidien. Die Konidien sind länglich oval und einzellig.

4.6 Cladosporium herbarum

Alles, was zum Vorkommen über C. cladosporioides gesagt wurde, gilt auch für C. herbarum.

Kultur

Die dunklen Kolonien wachsen langsam. Bei Temperaturen von mehr als 32 °C wird das Wachstum eingestellt. Kühlschranktemperaturen erlauben dagegen ein langsames Wachstum. Die Kolonien sind samtig, olivgrün bis olivbraun.

Mikroskopie (rechts unten)

Die Konidienträger sind bis zu 250 μm lang. An manchen Stellen kommt es seitlich und am Ende zu einer kleinen „Beule". Daraus bilden sich recht große, länglich ovale, einzellige Konidien. Sie fallen leicht ab und haben dunkelbraune Zellwände.

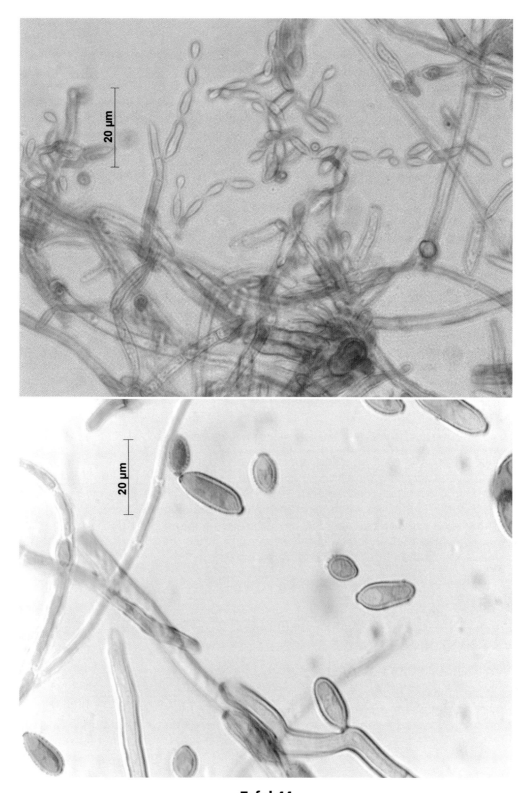

Tafel 44

Oben und unten: Tesafilm-Präparat, Lactophenolblau, Vergrößerung 1000fach

4.7 Ochroconis gallopava

In den letzten Jahren wurde vermehrt über Infektionen des Menschen durch diesen Pilz berichtet. Die Infektionen betreffen vorwiegend Patienten mit eingeschränkter Abwehr. Selbst immunkompetente Patienten können davon betroffen sein. Bemerkenswert ist weiterhin, dass der Pilz neurotrope Eigenschaften hat und es eine nachgewiesene strenge Vorliebe für das Nervengewebe gibt. Die Konidien werden wahrscheinlich eingeatmet. Von der kolonisierten Nase oder den Ohren aus vermag der Pilz ins Zentralnervensystem vorzudringen.

Die Ochroconis gallopava-Konidien kommen weltweit in der Umwelt vor.

Kultur

Der Pilz wächst mit hellbrauner, glatter Oberfläche. Er bildet dann in der Kolonie einige Falten im Randbereich. Mit zunehmendem Alter dunkeln die Kolonien etwas nach. Der Farbton wechselt langsam ins Rotbraune. Rund um die Kolonie diffundiert ein rotbraunes Pigment in den Agar. Der Pilz wächst gut bei 35 °C.

Mikroskopie (rechts oben)

Der Pilz wächst wie ein „klassischer" Schwärzepilz. Die Zellwände des Myzels und der Konidien besitzen eine dunkelbraune Färbung durch die natürliche Melanin-Einlagerung, sie sind recht dickwandig. Das Typische dieser Art besteht weiterhin in den sehr kurzen Conidiophoren mit den zweizelligen Konidien. Die äußere Form der Konidien ist länglich und eiförmig. Die Konidien sind 11 bis 18 µm lang. Der Teil der Konidie, der an der Conidiophore angeheftet war, ist spitz zulaufend.

4.8 Alternaria alternata (früher Alternaria tenuis)

Der Pilz ist ein ganz gewöhnlicher Saprophyt von Pflanzen und toten Tieren mit weltweiter Verbreitung. Sein parasitäres Leben wird als schwarze Flecken auf Blättern und Früchten von Nutzpflanzen bemerkt. In der Medizin ist die Art bereits seit langem als auslösender Faktor von Asthma bronchiale bekannt. Der Pilz vermag Infektionen beim Menschen zu verursachen. Sie betreffen vorwiegend die Haut und die Nägel, aber auch Augeninfektionen werden seit langem beschrieben. Sehr selten kommt es zu einer systemischen Infektion bei Immunschwäche.

Eine Kontamination des Untersuchungsmaterials oder der Kultur ist stets abzuklären.

Kultur

Die Kolonien wachsen gut bei Temperaturen bis zu 30 °C. Die Farbe reicht von grau, oft oliv bis schwarz.

Mikroskopie (rechts unten)

Das Myzel und die großen mehrzelligen Konidien sind braun gefärbt. Die Conidiophoren sind meist unverzweigt, mit ein bis drei Septen und bis 50 µm lang. Die Konidien sind boots- oder tennisschlägerförmig mit mehreren Unterteilungen quer und manchmal eine längs. Mit dem breiten Ende sind sie am Konidienträger angeheftet, am dünneren Ende sitzt wieder eine zweite Konidie usw., bis eine längere Kette entstanden ist.

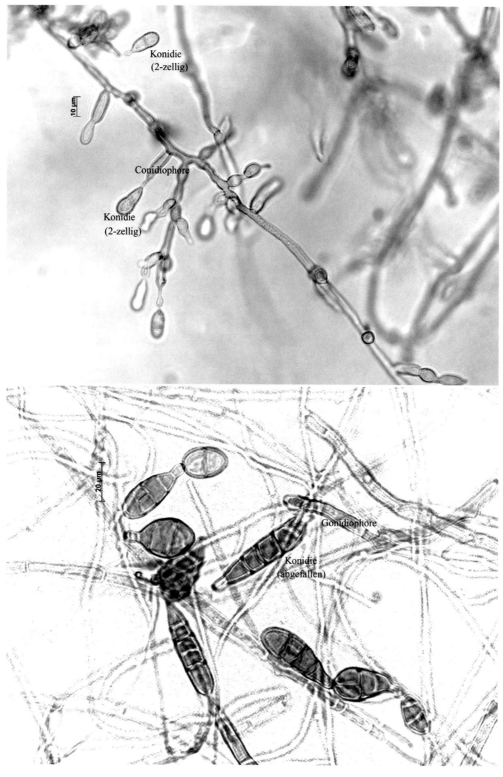

Konidie
(2-zellig)

Conidiophore

Konidie
(2-zellig)

10 µm

20 µm

Gonidiophore

Konidie
(abgefallen)

Tafel 45

Oben: Reis-Agar mit Deckglas, lebend, Vergrößerung 1000fach
Unten: Tesafilm-Präparat, Trichrome, Vergrößerung 1000fach

101

4.9 Phoma-Arten

Phoma-Arten leben weltweit saprophytisch auf Pflanzen und im Boden auf abgestorbenem Pflanzenmaterial. Infektionen beim Menschen sind sehr selten. Wenn es einmal vorkommt, dann durch Verletzungen der Haut oder Hornhaut der Augen begünstigt. Selbst systemische Infektionen bei Immunsupprimierten sind nicht ganz auszuschließen. Es gibt mehr als 2000 Arten. Die Identifizierung des Pilzes beschränkt sich in der Regel auf die Bestimmung der Gattung.

Kultur

Phoma-Arten wachsen am besten bei 20 bis 22 °C mit abgeklebter Petrischale, am besten im Dunkeln. Die Bildung der Pyknidien wird durch anschließendes Stellen der Kulturschale an einen hellen Platz angeregt. Die Arten wachsen recht schnell auf den meisten Pilzmedien, vor allem auf Malzextrakt- und Kimmig-Agar. Nach und nach breitet sich das Myzel flach über die Agaroberfläche aus. Es sieht graubraun aus und ist mitunter auch leicht oliv oder rosa getönt. Mit zunehmendem Alter verdichtet es sich. Man erkennt kleine dunkle Flecken und viele Pünktchen im Myzel. Die Agar-Rückseiten werden schwarz. Einige Arten diffundieren ein rotbraunes Pigment in den Agar und färben die gesamte Agar-Platte.

Mikroskopie (rechts oben)

Das charkteristische Merkmal der Gattung ist die Bildung der Pyknidien. Das sind kugelförmige, dunkelbraune Fruchtkörper mit einer kleinen Öffnung (Ostiole). Die Bildung der Fruchtkörper beginnt durch Anschwellen einer Hyphe, die Zellen darin teilen sich in alle Richtungen und wachsen dann zu einem kugeligen Gehäuse aus. In der inneren Höhlung bildet eine dünne Schicht der Fruchtkörperinnenwand aus konidiogenen Zellen die Konidien. Sie sind farblos, oval und 2 bis 4 µm lang. Wenn die Pyknidien reif sind, entlässt die Ostiole einen Schwarm von Konidien.

4.10 Chaetomium-Arten

Die Chaetomium-Arten kommen weltweit auf Pflanzenmaterial und im Boden vor. Infektionen des Menschen sind möglich, aber selten.

Kultur

Die Kolonien wachsen schnell, flach, grauoliv mit etwas Luftmyzel. Mit dem Alter wird das Myzel dunkler, und es verdichten sich Bereiche zu kleinen Punkten oder Flecken.

Mikroskopie (rechts unten)

Das Charakteristische der Gattung sind die Fruchtkörper, Ascomata genannt. Es sind kleine, mehr oder weniger runde „Bällchen mit Stacheln". Die Ascomata sind 100 bis 300 µm groß und schwarzbraun. Die Stacheln oder haarigen Strukturen können sehr unterschiedlich aussehen und mit dem Fruchtkörper verwachsen sein. Im mikroskopischen Präparat, wie auch hier zu sehen, brechen sie leicht ab.

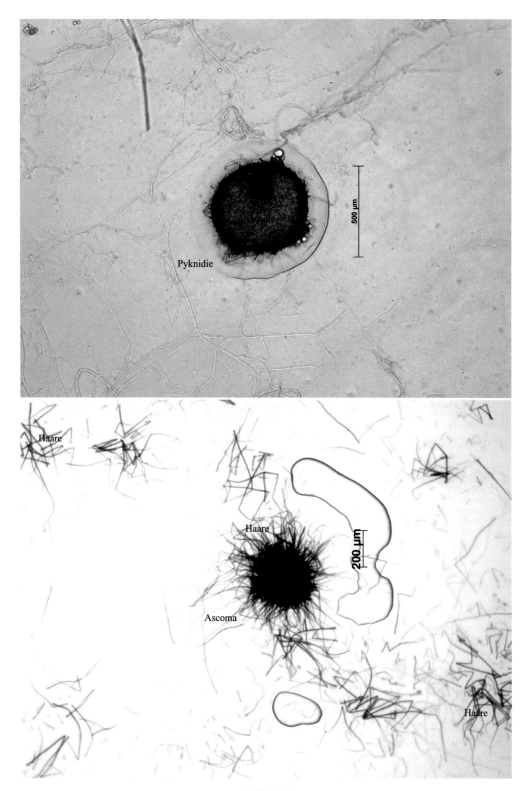

Tafel 46

Oben und unten: Reis-Agar mit Deckglas, lebend, Vergrößerung 100fach

5 Hautpilze (Dermatophyten)

Die Dermatophyten besitzen die grundlegende Eigenschaft, Keratin abzubauen und zu verwerten. Die Erkrankungen betreffen Haut, Haare und Nägel. Die geophilen Dermatophyten kommen natürlicherweise im Erdboden vor und infizieren von da aus die Haut und Anhangsgebilde der Haut von Mensch und Tier. Das natürliche Vorkommen der zoophilen Dermatophyten sind warmblütige Tiere und können von dort auf Menschen übertragen werden. Die anthrophilen Erreger wachsen ausschließlich auf der menschlichen Haut und können nur von Mensch zu Mensch übertragen werden. Da das Untersuchungsmaterial gewöhnlich mit den unterschiedlichsten Bakterien und Pilzen behaftet ist, benötigt man zur Kultur ein spezielles Anzuchtmedium (z. B. das Selektivmedium Mycosel-Agar) zur Isolierung von Dermatophyten. Das Wachstum benötigt mindestens 5 Tage, meist aber 2 bis 3 Wochen Zeit bei 30°C, so dass die Platten durch Abkleben gegen Austrocknung geschützt werden müssen. Bei verdächtigem Wachstum eines Dermatophyten sollte die noch kleine Kolonie stets auf anderen Medien (wie Malzextrakt- oder Kimmig-Agar) subkultiviert werden, um Reinkulturen zu erzielen. Bei Überimpfungen sind ausgestochene Koloniestücke mit anhaftendem Agar zu verpflanzen und regelrecht in den neuen Agar „einzugraben". Mit Dermatophyten bewachsene Medien verströmen meist einen unangenehmen Geruch nach „alten Schweißfüßen".

5.1 Epidermophyton floccosum

Die Art kommt bei Bewohnern aller Erdteile vor und wird von Person zu Person übertragen. Befallen werden die Haut und die Nägel, aber niemals die Haare. In der Gattung Epidermophyton ist bisher nur die Art E. floccosum bekannt.

Kultur

Die Kultur wächst relativ schnell. Die Mitte der Kolonie ist geknäult gefaltet (cerebriform), der Rand ist strahlig gefurcht. Das Myzel ist flach, erst hell, dann gelbgrünlich gefärbt. Die Oberfläche ist wildlederartig, die Rückseite farblos bis gelbbraun

Mikroskopie (rechts oben)

Bereits nach 3 Tagen beginnen sich Makrokonidien zu bilden. Sie stehen einzeln, seitlich an den Hyphen wie Ausstülpungen.

Mikroskopie (rechts unten)

Die ausgewachsenen Makrokonidien sind meist zwei- bis dreikammerig. Das Ende der Makrokonidie ist abgerundet. Die Außenwände der Makrokonidien sind relativ dünnwandig.

Mikrokonidien werden niemals gebildet. Chlamydosporen kommen üblicherweise vor. Sie sind, da besonders dickwandig, die bevorzugte Dauerform.

Die Makrokonidien von Microsporum nanum sehen sehr ähnlich aus, sie sind aber kürzer und eiförmig. Außerdem bildet M. nanum Mikrokonidien.

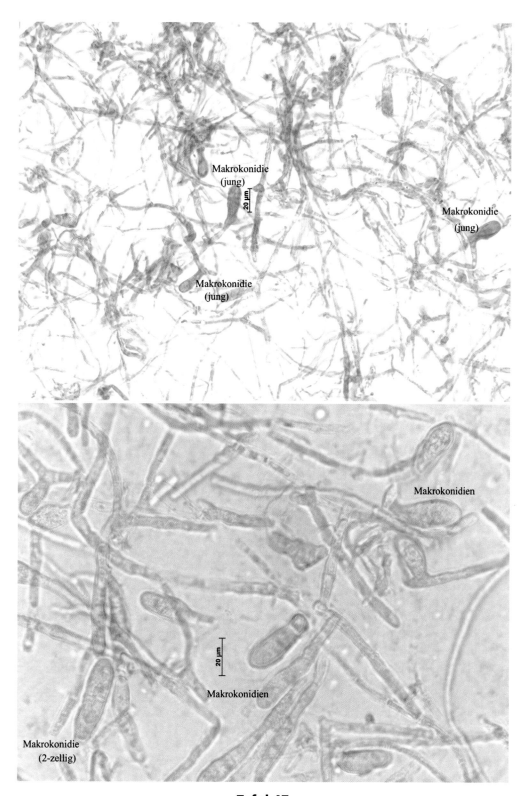

Tafel 47

Oben: Tesafilm-Präparat, Lactophenolblau, Vergrößerung 400fach
Unten: Tesafilm-Präparat, Lactophenolblau, Vergrößerung 640fach

5.2 Microsporum audouinii

Die Art gehört zu den hochinfektiösen, anthrophilen Dermatophyten. Das bedeutet, dass der Infektionsweg immer über einen Menschen geht. Er ist der Erreger der Tinea capitis und Tinea corporis. In Deutschland ist der Pilz sehr selten geworden. Befallene Haut- oder Haarpartien leuchten im Wood-Licht (Fluoreszenz).

Kultur

Die Kolonien entwickeln sich langsam, das Luftmyzel ist weiß oder weißgrau. Das Myzel wächst hauptsächlich flach. Die gesamte Kolonie sieht hellgelbbraun oder hellrotbraun aus. Die Rückseite ist ocker bis rotbraun.

Mikroskopie (rechts oben)

Makrokonidien werden gewöhnlich spärlich gebildet. Ihre Form weicht erheblich voneinander ab. Die äußere Form ist unregelmäßig spindelförmig. Die Außenwände sind verdickt. Die Makrokonidien sind 2- bis 8-kammrig. Mikrokonidien sind ebenfalls, allerdings selten, zu finden. Sie sind immer einzellig und keulenförmig. Chlamydosporen werden häufig gebildet. Sie sind dickwandig und befinden sich inmitten eines Myzelstranges (intercalar) oder am Ende (terminal). Einzelne Hyphen zeigen manchmal kammförmige Ausstülpungen (Kammzinken).

5.3 Microsporum canis

Die Art befällt weltweit Haut, Haare und Nägel von Menschen, die sich durch pelztragende Tiere angesteckt haben. Es sind vorwiegend Hund und Katze betroffen. Wenn Haustiere befallen sind, entstehen leicht kleinere Epidemien. Gerade Kinder sind dann gefährdet. Allerdings ist auch eine Übertragung von Mensch zu Mensch möglich.

Kultur

Es entwickelt sich ein weißes, wolliges Luftmyzel. Die Kolonien sind vom Zentrum aus nach den Rändern hin strahlig gefaltet. Mit zunehmendem Alter werden die Kolonien gelblich bis bräunlich. Die Rückseite ist gelb, gelbgrau oder orangegelb gefärbt.

Mikroskopie (rechts unten)

Es werden reichlich die arttypischen Makrokonidien gebildet. Man spricht vom klassischen Spindeltyp. Die Enden sind recht spitz, wobei das „obere" Ende fast wie eine Nase leicht abgeknickt ist. Die äußere Zellwand ist dick, mehrschichtig und außen mit kleinen Höckern überzogen. Die Makrokonidien sind mehr als 60 µm lang. Sie sind 5- bis 12-kammrig. Mikrokonidien werden weniger häufig gebildet und sind eher unscheinbar und meist tropfenförmig. Seine terminalen und intercalaren Chlamydosporen erlauben dem Pilz, längere Ruheperioden zu überstehen. Die Stammhaltung dieser Art gelingt daher gewöhnlich ohne größere Schwierigkeiten.

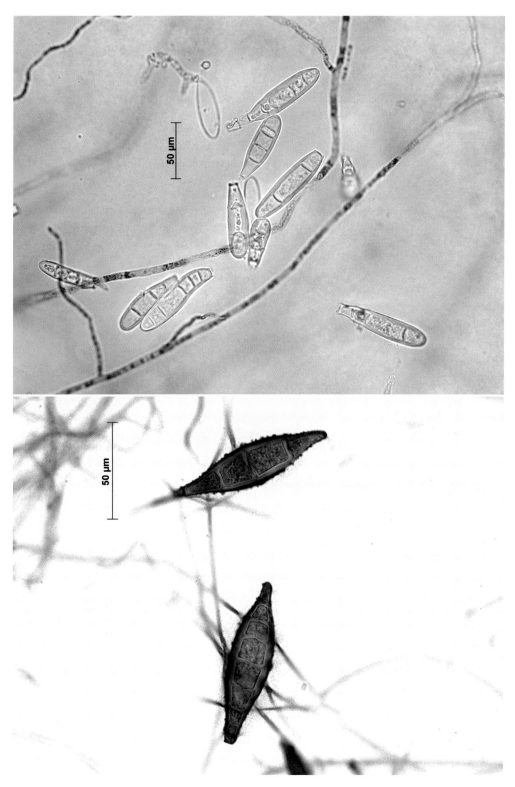

Tafel 48
Oben: Reis-Agar mit Deckglas, lebend, Vergrößerung 640fach
Unten: Tesafilm-Präparat, Lactophenolblau, Vergrößerung 1000fach

107

5.4 Microsporum gypseum

Die Art gehört zu den geophilen Dermatophyten. Sie kommt weltweit nesterweise in allen Böden vor, ist aber besonders in Kulturland zu finden. Sie gehört zur keratinabbauenden Flora im Naturhaushalt. Infektionen beim Menschen treten nur sporadisch auf und sind immer mit Entzündungszeichen verbunden. Sie betreffen meist nicht bedeckte Körperstellen der Haut. Die Infektionen stehen gewöhnlich mit dem Erdboden als Infektionsquelle im Zusammenhang. So finden sich Infektionen oft beruflich bedingt bei Gärtnern.

Kultur

Die Kolonien wachsen relativ schnell. Die Kolonieoberfläche ist flach, pudrig, gipsig. Sie sehen sandfarben, hellgelb oder ockergelb aus. Das gipsige oder körnige Aussehen kommt durch die üppige Produktion der Makrokonidien. Die Unterseiten der Medien sind farblos, dunkelgelb oder bräunlich gefärbt.

Mikroskopie (rechts oben)

Im mikroskopischen Bild fallen die vielen Makrokonidien auf, die oft bündelweise auftreten. Die Makrokonidien sind 25 bis 60 µm lang. Mikrokonidien kommen ebenfalls vor, allerdings wesentlich weniger als Makrokonidien. Sie sind länglich, keulenförmig und sitzen ohne Stielchen seitlich an Hyphen. Sie sind 4 bis 6 µm lang und einkammrig.

Mikroskopie (rechts unten)

In dem unteren Foto wird die charkteristische Form der Makrokonidien deutlicher dargestellt. Die beiden wichtigsten Merkmale sind die Spindelform und die dünne Außenwand. Die Spindelenden sind nicht spitz ausgezogen, sondern abgerundet. Es entsteht eine Bootsform. Die Mehrzahl der Makrokonidien besitzen 5 bis 7 Kammern. Jede einzelne Kammer ist fähig, bei geeigneten Kulturbedingungen auszukeimen. Die dünne Außenwand kann rau sein.

Die sehr ähnliche Art Microsporum fulvum lässt sich nur schwer abgrenzen. M. fulvum hat Spiralhyphen im Myzel. Die Makrokonidien sind in den Proportionen etwas bauchiger.

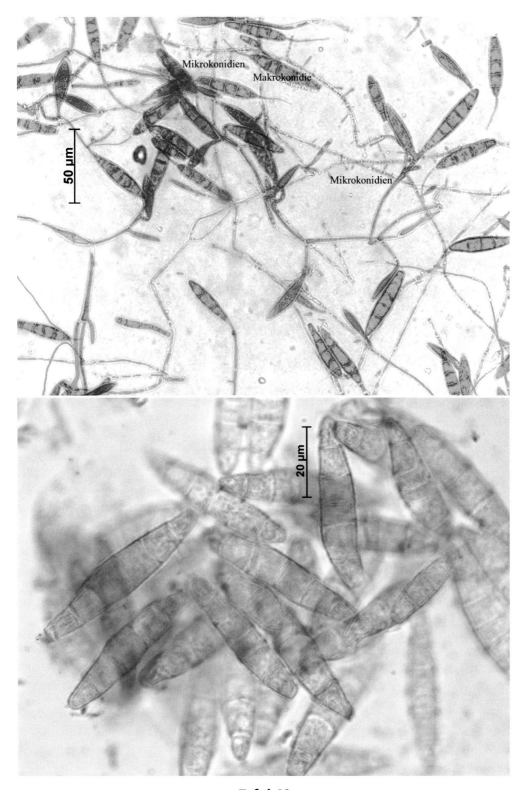

Tafel 49

Oben: Tesafilm-Präparat, Lactophenolblau, Vergrößerung 400fach
Unten: Tesafilm-Präparat, Lactophenolblau, Vergrößerung 1000fach

5.5 Trichophyton ajelloi

Der Dermatophyt ist weltweit verbreitet. Er lebt im Erdboden und baut Keratin (Federn, Wolle usw.) ab. Der Pilz keimt gelegentlich in menschlichem Untersuchungsmaterial wie Fußnägel aus, ist aber wohl eher als Kontaminant anzusehen. Seine parasitischen Eigenschaften sind fraglich.

Kultur

Die Kulturen variieren in ihren Erscheinungsformen. Gemeinsam ist allen Kulturen, dass sie flach wachsen und ihre Oberflächen samtig oder pudrig sind. Die Farben können cremefarben, bräunlich, ocker oder hellorange sein. Die Rückseiten haben eine Gelbtönung, können orangebraun sein oder farblos. Ein dunkelrotes Pigment diffundiert in das Medium rund um die Kolonie und verfärbt schließlich den ganzen Agar.

Mikroskopie (rechts oben)

Imponierend ist die langgestreckte Zigarrenform der Makrokonidien. Sie sind 40 bis 70 µm lang. Die äußere Wand ist dick und glatt, das Ende der Makrokonidie abgerundet, das Ansatzstück zur Hyphe eckig. Manchmal befindet sich daran ein kurzer Stiel. Die Makrokonidien sind 8- bis 12-kammrig. Mikrokonidien sind nicht vorhanden oder kommen kaum vor.

Es gibt eine Varietät, T. ajelloi var. nanum, deren Makrokonidien nur 3 bis 4 Kammern haben und dementsprechend kürzer sind.

5.6 Trichophyton interdigitale

Trichophyton interdigitale ist ein häufiger, anthropophiler Dermatophyt. Infektionen werden von Mensch zu Mensch übertragen. Früher gehörte die Art zum Trichophyton mentagrophytes-Komplex. Die Diskussion um zoophile Stämme von T. interdigitale ist wahrscheinlich noch nicht abgeschlossen. T. interdigitale wird vorzugsweise bei Fußpilz und Nagelmykosen nachgewiesen. Die Erkrankung neigt zu chronischen Verläufen.

Kultur

Die alte Bezeichung „weißer Pilz" in Unterscheidung zum so genannten roten Pilz (Trichophyton rubrum) deutet auf eine wichtige Eigenschaft. Er wächst weiß, flach, flaumig. Die Randzonen werden gelb. Die Agar-Rückseiten sind hellorange. Zur Abgrenzung von T. rubrum sind die biochemischen Testungen mithilfe von Urease- und Sorbitol-Röhrchen unerlässlich. Urease muss positiv, Sorbitol negativ reagieren. Die Abgrenzung zu T. mentagrophytes ist schwierig. Selbst Sequenzierungsmethoden helfen nicht immer weiter. Am einfachsten unterscheidet man beide Arten durch das differente Aussehen der Kolonien.

Mikroskopie (rechts unten)

Die Makrokonidien sind dünnwandig, zigarrenförmig und werden bei vielen Isolaten spärlich gebildet. Die Mikrokonidien sind kleine Kügelchen. Sie verteilen sich im mikroskopischen Bild in Haufen. Spiralhyphen können zuweilen auftreten. Wesentliche Unterschiede zu T. mentagrophytes sind gewöhnlich mikroskopisch nicht auszumachen.

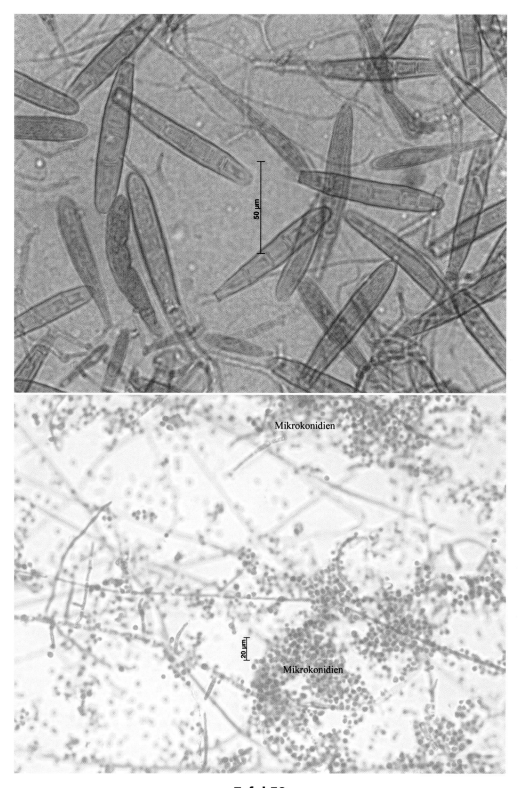

Tafel 50
Oben und unten: Tesafilm-Präparat, Lactophenolblau, Vergrößerung 400fach

5.7 Trichophyton mentagrophytes

Der Dermatophyt Trichophyton mentagrophytes gehört zu den zoophilen Hautpilzen. Das Spektrum der Wirtstiere ist breit gefächert. Im Grunde genommen kommen alle Tiere mit Fell infrage. Als Ansteckungsquelle sollte man naturgemäß vor allem an Haustiere denken wie Pferde, Hunde, Katzen, Meerschweinchen und andere kleine Nagetiere. Betroffen sind überwiegend Kinder. Die Krankheitserscheinungen sind bei Tier und Mensch unterschiedlich ausgeprägt. Die Tiere sind scheinbar gesund und verhalten sich unauffällig. Die Infektionsherde sind manchmal nur durch das umgrenzte Ausfallen der Haare zu erkennen (kleine Kahlstellen im Fell). Die Haut der Tiere ist schuppig, aber meist nicht stark gerötet. Die menschliche Infektion ist immer mit Entzündungszeichen verbunden. Gewöhnlich sind es Rundherde. Befallen werden Haut, Kopf-, Körper- und Barthaare.

Kultur

Der Pilz wächst mäßig schnell. Nach 7 bis 10 Tagen erscheinen gut sichtbare Kolonien. Die Oberfläche erhält mit zunehmender Dauer eine körnige bis gipsige Struktur. Bei einer Varietät schieben sich rasch Myzelstränge in den Agar vom Ausgangsmaterial weg, so dass sich ein sternförmiges Aussehen ergibt. Die Kulturoberfläche zeigt einen zentralen „Knubbel" (Knopf). Die Kolonien sind cremefarben, altweiß bis gelblich. Die Rückseite zeigt sich in verschiedenen Gelbtönen, sie kann später kupferfarben, sogar rötlichbraun oder schwarzrot werden. Andere Stämme sind auf der Rückseite ocker, dann rotbraun bis braun. Die Urease-Reaktion fällt positiv aus. Die Reaktion ist ein Hilfsmittel zur Abgrenzung von T. rubrum.

Mikroskopie (rechts oben)

Die Makrokonidien finden sich regelmäßig. Sie sind 3- bis 8-kammerig. Die äußere Gestalt ähnelt einer Zigarre mit abgerundetem Ende und ist 20 bis 50 µm lang. Die Wände sind dünn. Manchmal ist die Querwand, an der sich eine Quersepte befindet, etwas eingeschnürt. Kugel- oder tropfenförmige Mikrokonidien sind reichlich vorhanden. Die Konidienträger, an denen sie sitzen, sind wie eine Weintraube verzweigt (Botrytisform), oder die Konidien sind auch an längeren Hyphen seitlich befestigt.

Mikroskopie (rechts unten)

Im Mikrokonidienhaufen sind Spiralhyphen zu erkennen.

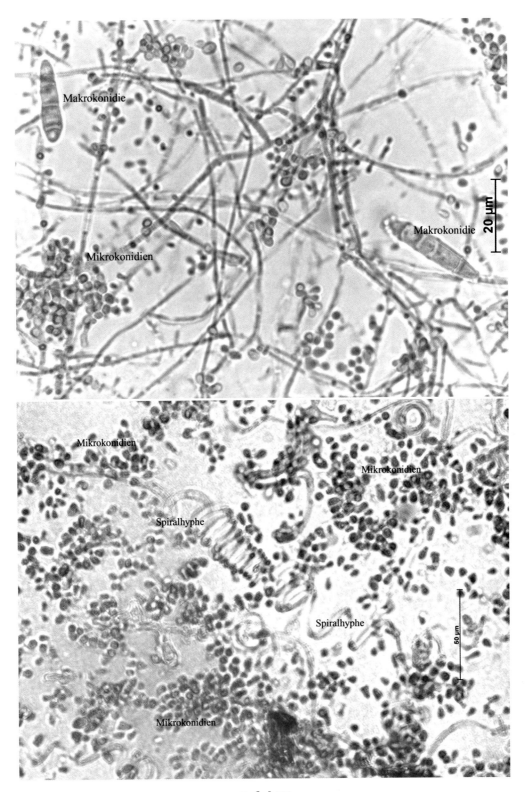

Tafel 51

Oben: Tesafilm-Präparat, Lactophenolblau, Vergrößerung 1000fach
Unten: Tesafilm-Präparat, Lactophenolblau, Vergrößerung 400fach

5.8 Trichophyton rubrum

Trichophyton rubrum wird mit Abstand am häufigsten als Erreger einer Dermatomykose nachgewiesen. Es ist ein anthrophiler Pilz und kann demzufolge nur von Person zu Person übertragen werden. Der typische Infektionsmodus, wie ihn sich der Laie vorstellt, ist in etwa so: Die Pilzinfektion kann nur aus dem Schwimmbad oder der Sauna stammen, eine Fußdesinfektion wirkt deshalb vorbeugend. Viel ausschlaggebender als der Schwimmbadbesuch und die unterlassene Desinfektion sind sorgfältig abgetrocknete Füße (auch im Zwischenzehenbereich), Feuchtigkeit aufsaugende Strümpfe sowie Schuhwerk, in dem man nicht schwitzt. Ohne ausreichende Feuchtigkeit und einige andere Voraussetzungen vermag der Pilz nicht zu infizieren.

Kultur

Die Kolonien wachsen flauschig, samtig weiß. Mit zunehmendem Alter färben sie sich leicht rosa oder cremefarben. Sie können strahlenförmig gefaltet sein. Die Rückseiten sind weinrot, braun oder gelbrot gefärbt. Die Urease-Reaktion ist negativ oder erfolgt verzögert. Die Sorbitol-Reaktion im Röhrchen fällt positiv (Gelbfärbung) aus, ein signifikantes Hilfsmittel, um T. rubrum von T. interdigitale unterscheiden zu können. Werden diese beiden Arten korrekt identifiziert, dann sind mehr als 95 % aller Einsendungen auf Dermatophyten in Deutschland richtig bestimmt.

Mikroskopie (rechts oben)

Eine endständige, recht unscheinbare Makokonidie ist zu erkennen. Ansonsten sind keine weiteren und „schöneren" Makrokonidien zu finden. Bei T. rubrum sind Makrokonidien selten, manchmal auch gar nicht zu finden. Sie sind länglich, zylindrisch und dünnwandig sowie in der Größe recht variabel. Die Mikrokonidien sind länglich, birnenförmig oder keulenförmig. Sie sitzen seitlich an den Hyphen.

5.9 Trichophyton schoenleinii

Dieser Dermatophyt ist selten und kommt nur in Europa, Nordafrika und im Nahen Osten vor.

Kultur

Die Kolonien wachsen langsam und sehen wachsartig, später samtig und leicht gelblich aus. Die Oberfläche hat unregelmäßige Wölbungen, die Randzone ist glatt und flach. Die Agar-Rückseite ist farblos.

Mikroskopie (rechts unten)

Auffallend sind dicke, knorrige Hyphen, die etwas bizarr verzweigt sind, so dass man an Kronleuchter erinnert wird. In älteren Kulturen sind im Myzelstrang Chlamydosporen verteilt. Makro- und Mikrokonidien werden nicht gebildet.

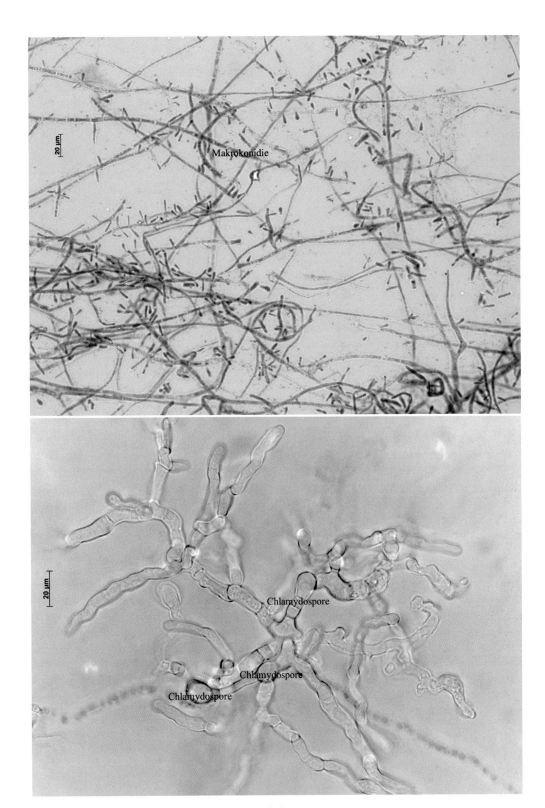

Tafel 52
Oben: Tesafilm-Präparat, Lactophenolblau, Vergrößung 400fach
Unten: Tesafilm-Präparat, Trichrome, Vergrößerung 640fach

5.10 Trichophyton terrestre

Der Pilz ist weltweit im Erdboden zu finden. Er bevorzugt trockene, kalkreiche Böden und lebt vor allem als Saprophyt auf Pflanzen und als Zersetzer von totem Pflanzenmaterial im Boden. Er kommt als Verursacher von Dermatomykosen nicht infrage, ist aber als Kontaminant im Untersuchungsmaterial und demzufolge in Kulturen zu finden.

Kultur

Die Kulturen wachsen fluffig, samtig oder auch pudrig mit weißer bis cremefarbener Tönung. Manche Kulturen wachsen mit bräunlicher Farbe. Die Medien-Rückseiten sehen gelblichgrau oder ocker aus.

Mikroskopie (rechts oben)

Die Makrokonidien sind länglich, zylindrisch mit abgerundetem Ende. Die äußere Wand ist dünn. Es gibt einen fließenden Übergang von Mikrokonidien in Makrokonidien, was durchaus ungewöhnlich ist. Auch im Foto sind solche Übergangsformen bei genauer Betrachtung zu entdecken. Die Mikrokonidien sind einzellig, ohne Stielchen und birnenförmig. Raketthyphen sind ebenfalls im Foto zu sehen.

5.11 Trichophyton tonsurans

Dieser Dermatophyt befällt bevorzugt das Kopf- oder Körperhaar. Als Verursacher von Fuß- und Nagelmykose tritt er nur ausnahmsweise in Erscheinung.

Kultur

Der Dermatophyt wächst sehr unterschiedlich. Es gibt viele Varianten, so dass die Abgrenzung von anderen Dermatophyten insbesondere von T. rubrum schwierig ist. Die Kultur hat manchmal ein wildlederartiges Aussehen, kann samtig, pudrig oder auch flaumig wachsen. Die Farbe reicht von weiß zu hellgelb, rötlich, braunrot und braun. Bei den rötlichen Kulturen denkt man schnell an T. rubrum. T. tonsurans-Kolonien lassen ein rötliches Pigment in den Agar diffundieren, was bei T. rubrum nie geschieht. Die Agar-Rückseiten sind farblos, gelblich oder rötlich.

Mikroskopie (rechts unten)

Makrokonidien werden selten gebildet. Wenn sie aber gebildet werden, dann sind sie dünnwandig, unterschiedlich groß und unterschiedlich geformt. Im Verhältnis zur Länge sind sie schmal. Meist sind sie 3- bis 4-kammrig. Mikrokonidien werden reichlich gebildet. Sie sind tropfenförmig mit kurzem Stielchen, manche auch keulenförmig und länglicher geformt

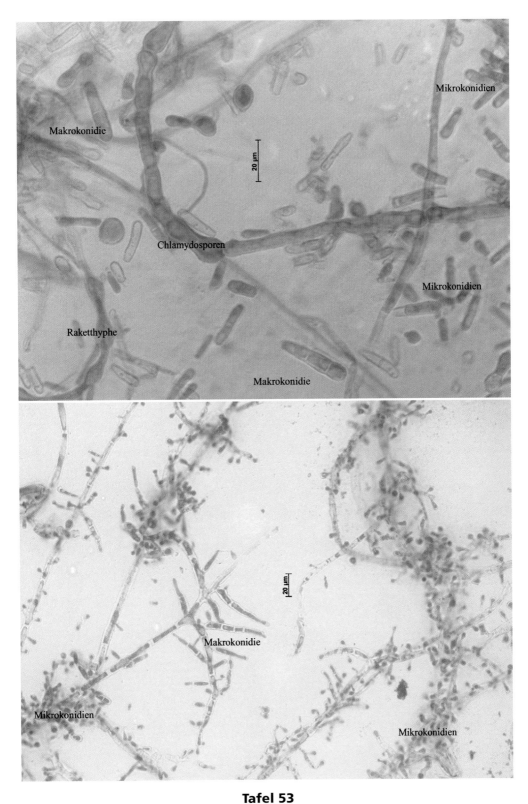

Tafel 53

Oben: Tesafilm-Präparat, Lactophenolblau, Vergrößerung 640fach
Unten: Tesafilm-Präparat, Lactophenolblau, Vergrößerung 400fach

6 Methoden

6.1 Gram-Färbung

Reagenzien und Verbrauchsmaterialien

Gram-Color Färbelösungen (Fa. Merck), 10 ml-Spritzen mit je einem Bakterienfilter zum Zurückhalten der Farbpartikel, 96 %iges Ethanol, Färbebank.

Durchführung

Die luftgetrockneten Präparate werden hitzefixiert, indem die Objektträger-Unterseiten dreimal durch die nichtleuchtende Bunsenbrennerflamme gezogen werden. Die Präparate werden eine Minute mit Methylviolett überschichtet, kurz mit Wasser abgespült und anschließend eine Minute mit Lugol überschichtet. Das Präparat wird kurz mit Wasser gespült und dann mit Alkohol bedeckt. Je nach Dicke des Präparats dauert der Differenzierungsvorgang bis zu einer Minute. Es dürfen keine Farbwolken mehr abgehen. Der Differenzierungsvorgang wird durch kurzes Spülen mit Wasser gestoppt. Anschließend wird das Präparat eine Minute mit Safranin überschichtet, mit Wasser gespült und zwischen Filterpapierblättchen (Färbeblock) getrocknet. Die Gram-Färbung ist bekanntermaßen keine spezielle Färbung auf Pilze. Da sie aber in der medizinischen Mikrobiologie am häufigsten durchgeführt wird, sollten Pilzzellen oder Hyphen im Präparat erkannt werden.

6.2 Lactophenolblau-Färbung

Reagenzien und Verbrauchsmaterialien

Lactophenolwasserblau-Lösung (20 g Phenolkristalle = Phenol liquide factum von Riedel de Haen Nr. 16018; 20 g einer 50 %igen Milchsäure = Merck Nr. 366; 40 g Glycerin = Merck Nr. 1.04094 und 20 ml Aqua dest. werden unter leichtem Erwärmen gelöst; anschließend werden 0,05-0,1 g Wasserblau = Merck Nr. 1279 hinzugefügt und gelöst), Tropffläschchen für Farblösung, kristallklarer Klebefilm (Tesafilm), Objektträger, Gummihandschuhe, aufsaugendes Papier (z. B. Papierhandtücher).

Durchführung

Ein bis zwei Tropfen Farblösung auf einen Objektträger geben. Ein drei bis vier cm langes Filmstück abreißen und die Mitte der Klebefläche auf eine Zone vermuteter frischer Fruktifikationen (beginnende Verfärbung) fest mit dem behandschuhten Finger andrücken.

Film abziehen und auf den Objektträger mit der Farblösung kleben. Objektträger umdrehen und fest auf eine aufsaugende Papierschicht pressen. Alle Luft und überschüssige Farblösung sollte so herausgepresst werden. Außerdem wird das Präparat ganz flach gepresst. Selbst die Betrachtung mit dem 100er-Ölimmersions-Objektiv ist so möglich. Das Präparat ist nicht haltbar, und es sollte innerhalb von 20 Minuten mikroskopiert werden.

6.3 Trichrom-Färbung für Pilze

Reagenzien und Verbrauchsmaterialien

Trichrom-Farbe (Wheatley Trichrome Stain, Fa. Remel, Nr.40025), Lactophenol-Lösung (Herstellung der Lösung wie in der Lactophenolblau-Färbung, allerdings ohne die Wasserblau-Farbe), Tropffläschchen für Farblösung, kristallklarer Klebefilm (Tesafilm), Objektträger, Gummihand-schuhe, aufsaugendes Papier.

Durchführung

In ein Tropffläschchen 9 ml Lactophenol-Lösung füllen, dazu 1 ml Trichrom-Farbe geben und vermischen. Ein bis zwei Tropfen Farblösung auf einen Objektträger geben. Anschließend fortfahren wie bei der Lactophenolblau-Färbung. Das zum Mikroskopieren vorbereitete Präparat ein wenig stehen lassen (ca. 10 Minuten), dann wird die Färbung kräftiger.

6.4 Tusche-Färbung

Reagenzien und Verbrauchsmaterialien

Liquor oder Kultur auf Cryptococcus, Fläschchen handelsübliche schwarze Tusche für den Künstlerbedarf, Objektträger mit Deckgläschen, Bunsenbrenner, aufsaugendes Papier.

Durchführung

Den Objektträger mit einer Pinzette von beiden Seiten kurz durch die Flamme ziehen, damit Fettspuren entfernt werden und das Präparat sich gleichmäßig verteilen kann. Liquor zentrifugieren und das Zentrifugat (einen großen Tropfen) auf einen Objektträger geben. Anstelle der Direkt-mikroskopie des Liquors kann man auch eine Aufschwemmung einer Cryptococcus neoformans-Kultur verwenden. Einen winzigen Tropfen Tusche neben den zu untersuchenden Tropfen setzen. Vorsichtig mit einer Öse beide Flüssigkeiten vermischen, ein Deckgläschen auflegen, über-schüssige Flüssigkeit aufsaugen und mikroskopieren. Erfahrungsgemäß haben viele Pilzzellen nur eine ganz dünne Schleimkapsel und nur vereinzelte bilden diese voll aus. Möglicherweise hängt das mit der Anbehandlung (Fluconazol-Prophylaxe) zusammen. Subkulturen über Sabouraud-Bouillon oder Malzextrakt-Agar fördern die Schleimkapselbildung.

Der Liquor ist unbedingt (neben einer Serumprobe) auf das C. neoformans-Antigen parallel zu untersuchen. Langzeit-Kulturen z. B. auf Staib-Agar oder Sabouraud-Bouillon sind wesentlich empfindlicher in der Nachweisrate als die Tusche-Färbung. Eine Kultur eröffnet zusätzlich die Möglichkeit der Empfindlichkeitstestung.

6.5 Deckglaskultur auf Reis-Agar

Reagenzien und Verbrauchsmaterialien

25 g Reis Extrakt Agar (Fertigmedium, viele Anbieter z. B. Becton Dickinson Nr. 211567) pro 1000 ml Aqua dem., 10 ml Tween 80, Petrischalen mit 92 mm Durchmesser ohne Nocken (z. B. Sarstedt Nr. 82.1472), Deckgläschen 18 x 18 mm, Mikroskop (Halterung für Objektträger ausgeschraubt).

Durchführung

Die Petrischalen mit je 10 ml des noch heißen Agars beschicken und auf der gesamten Oberfläche durch kreisende Bewegungen flach verteilen. Den Vorrat im Kühlschrank lagern. Jeweils sechs verschiedene Pilzproben können auf der Agar-Oberfläche getestet werden Die Kennzeichnung der Proben erfolgt am Petrischalenrand mit Permanent Marker.

Die Hefe-Isolate werden ganz dünn mit der Öse in engem Zickzack ausgestrichen. Nach Beimpfung je einen Objektträger in der Bunsenbrennerflamme kurz abflammen und mittels Pinzette auf die Impfstelle legen und andrücken. Die Bebrütungstemperatur bei Candida-Arten beträgt 24 °C. Höhere Temperaturen behindern die Chlamydosporenbildung. Mischkulturen von Hefen sind mit dieser Methode am besten herauszufinden.

Bei Zygomyzeten und Schimmelpilzen wird mit einem Skalpell ein wenig der zu untersuchenden Kultur ausgestochen und auf eine Stelle des Reis-Agars abgestreift. Der abgeflammte Objektträger ist fest anzudrücken.

Diese Methode ermöglicht es, die wachsende Kultur täglich zu beobachten. Die Morphologie der Pilze erschließt sich so am besten. Selbst die Benutzung des 100er-Öl-Objektivs wird so möglich. Der Agar ist dünn und transparent, das Objekt wird durch genügend Licht beleuchtet.

6.6 Keimschlauchtest

Reagenzien und Verbrauchsmaterialien

Pro Untersuchung 1 ml Rinderserum, Glasröhrchen, Objektträger, Deckgläschen, Mikroskop, Brutschrank mit 35 °C.

Durchführung

Es wird eine ganz geringe Menge einer Kolonie mit der Öse abgenommen. Es sollte nur eine lichte Suspension der Hefezellen entstehen. Die Kultur des zu prüfenden Stammes muss frisch sein (ca. 24 Stunden). Das Röhrchen mit der Suspension wird drei Stunden bei 35 °C inkubiert. Ein Tropfen der Suspension wird anschließend entnommen, auf einen Objektträger gegeben und mit einem Deckgläschen versehen. Im positiven Fall zeigt sich ein schlauchartiges Gebilde an der Hefezelle, ohne Einschnürung und ohne Septenbildung an der Abgangsstelle. Ein Candida albicans-Kontrollstamm ist mitzuführen.

Die Spezifität des Tests ist gut, denn die Keimschlauchbildner sind auch wirklich C. albicans oder C. dubliniensis. Die Sensitivität ist es weniger, denn unter den nicht bildenden Stämmen verbergen sich nicht selten noch beide zu suchende Arten.

7 Lieferadressen von Testkits und Diagnostika

Ich habe im Rahmen dieses knappen Bestimmungsbuches nur eine kleine Auswahl an wichtigen Adressen aufgeführt. Ich bin mir sicher, dass noch viele weitere Adressen von erwähneneswerten industriellen Testkits und mikrobiologischen Hilfsmitteln fehlen.

- **Becton Dickinson**

  Tullastraße 8-12, 69126 Heidelberg, Tel.06221/3050 (Röhrchen, Petrischalen, CHRO-Magar Candida, Nährmedien)

- **bioMérieux**

  Weberstraße 8, 72622 Nürtingen, Tel.0722/30070 (API Candida, API 20 C Aux, ID 32 C, Vitek YBC, Vitek 2, Nährmedien, Trübungsstandards)

- **Bio-Rad**

  Heidemannstraße 164, 80939 München, Tel.089/31884140 (Auxacolor, Fun-gi-test, Pastorex Cryptococcus, Nährmedien)

- **Genzyme Virotech**

  Löwenplatz 5, 65428 Rüsselsheim, Tel. 06142/69090 (Micronaut-C, Micronaut-AM)

- **Innogenetics** (vormals **LD**)

  Lembecker Straße 19, 46359 Heiden, Tel.02867/99070 (Mycofast Sreening, Mycofast ABG, Candifast, IDS RapID Yeast System, Fungichrom I Fungifast AFG)

- **inverness medical** (vormals **Viva**)

  Horbeller Str. 33, 50858 Köln, Tel. 02234/933350 (Etests, Microbank, Referenzstämme, Färbereagenzien)

- **E. Merck**

  Frankfurter Straße 250, 64293 Darmstadt, Tel.06101/720 (Medienzusätze, Puffer, Färbereagenzien, Nährmedien)

- **Oxoid**

  Am Lippeglacis 4-8, 46483 Wesel, Tel.0281/1520 (Nährmedien, ReferenzStämme, Trübungsstandards, Microplate-Identifizierungssysteme)

- **Remel**

  Lenexa, USA, (Produkte über Fa. Oxoid erhältlich: RapID Yeast Plus-System, Trichrome-Farbe)

- **Siemens Healtcare Diagnostics** (vormals **Baxter Diagnostics**)

  Ludwig-Erhard-Str. 12, 65760 Eschborn, Tel. 06196/77131030 (Rapid Yeast ID)

8 Literatur

Armstrong, D., Cohen, J.: Infectious Diseases. Vol. 1 and 2, Harcourt Publishers Ltd., London, 1999.

Barnett, J. A., Payne, R. W., Yarrow, D.: Yeasts: Characteristics and Identification. 3. ed., Cambridge University Press, Cambridge, 2000.

Dermoumi, H.: Parasiten und Artefakte. Mikroskopische Bilder in der klinisch-mikrobiologischen Diagnostik. UNI-MED, Bremen, 2007.

Frey, D., Oldfield, R. J., Bridger, R. C.: Farbatlas pathogener Pilze. Schlütersche, Hannover, 1985.

Freydiere, A.-M., Guinet, R., Boiron, P.: Yeast Identification in the Clinical Microbiology Laboratory: Phenotypical Methods. Medical Mycology 39: 9 – 33 (2001).

Haase, G., Borg-von Zepelin, M., Bernhardt, H., Fegeler, W., Harmsen, D., Kappe, R., Korting, H. C., Kuijpers, A., Rüchel, R., Schaller, M., Schmalreck, A., Seebacher, C., Tintelnot, K.: MiQ 14 u. 15. Qualitätsstandards in der mikrobiologisch-infektiologischen Diagnostik. Pilzinfektionen Teil 1 u. 2. Urban & Fischer, München, Jena, 2001.

Hoog, G. S. de, Guarro, J., Gené, J., Figueras, M. J.: Atlas of Clinical Fungi. 2. ed., Centraalbureau voor Schimmelcultures, Baarn & Delft, The Netherlands and Universitat Rovira i Virgili, Reus, Spain, 2000.

Kurtzman, C. P., Fell, J. W.: The Yeasts, a Taxonomic Study. 4. ed., Elsevier, Amsterdam, 1999.

Larone, D., H.: Medically Important Fungi. A Guide to Identification. 2. ed., Elsevier, New York, 1993.

Murray, P. R., Baron, E. J., Pfaller, M. A., Tenover, F. C., Yolken, R. H.: Manual of Clinical Microbiology. 6. ed., ASM Press, Washington, DC 20005, 1995.

Rüschendorf, A.: Medizinische Mykologie. 2. Aufl., Lehmanns Media, Berlin, 2008.

Samson, R. A., van Reenen-Hoekstra, E. S.: Introduction to Foodborne Fungi. Centraalbureau voor Schimmelcultures, Baarn, 1988.

Seeliger, H., Heymer, T.: Diagnostik pathogener Pilze des Menschen und seiner Umwelt. Georg Thieme Verlag, Stuttgart und New York, 1981.

9 Index

A

Akanthamöben ...94
Alternaria alternata ...100
Alternaria tenuis ...100
Amöben ...95
Amöbenzysten ...95
Ascoma ...102, 103
Aspergillus candidus ...64
Aspergillus fischerianus ...66
Aspergillus flavipes ...66, 72
Aspergillus flavus ...68, 72, 76
Aspergillus fumigatus ...66, 70, 72, 94
Aspergillus-Mischinfektionen ...72
Aspergillus nidulans ...72
Aspergillus niger ...72, 74
Aspergillus oryzae ...76
Aspergillus terreus ...72, 76
Aspergillus ustus ...78
Aspergillus versicolor ...78
Aszi ...16, 18

B

Bakterien ...12, 13, 56, 70, 94, 104

C

Candida africana ...14
Candida albicans ...14, 18, 120
Candida boidinii ...16
Candida cacaoi ...16
Candida ciferrii ...16
Candida colliculosa ...18
Candida dubliniensis ...14, 18
Candida famata ...20, 22
Candida glabrata ...20
Candida guilliermondii ...20, 22
Candida humicola ...22
Candida inconspicua ...24
Candida intermedia ...24
Candida kefyr ...26
Candida krusei ...28
Candida lipolytica ...30
Candida lusitaniae ...30
Candida norvegensis ...32
Candida orthopsilosis ...32
Candida parapsilosis ...32
Candida pelliculosa ...34
Candida pulcherrima ...34

Candida rugosa ...16, 36
Candida sake ...36
Candida tropicalis ...38
Candida utilis ...38
Candida valida ...40
Candida zeylanoides ...40
Chaetomium-Arten ...102
Chlamydosporen ...14, 15, 18, 19, 34, 104, 106, 114, 115, 120
Chrom-Agar ...12, 20, 22, 24, 28
Cladosporium cladosporioides ...98
Cladosporium herbarum ...98
Clavispora lusitaniae ...30
Columella ...60, 61, 62, 63
Conidiophoren ...64, 65, 68, 70, 84, 85, 88, 92, 100, 101
Cryptococcus humicola ...22
Cryptococcus neoformans ...34, 42, 118
Cunninghamella bertholletiae ...62

D

Debaromyces hansenii ...20
Deckglaskultur ...14, 16, 20, 22, 26, 32, 34, 119
Dipodascus capitatum ...48

E

Emericella nidulans ...72
Epidermophyton floccosum ...104
Epithelzelle ...12, 13
Exophiala dermatitidis ...50

F

Filobasidiella neoformans ...42
Fusarium culmorum ...82
Fusarium dimerum ...84
Fusarium oxysporum ...82
Fusarium solani ...80, 82

G

Geotrichum capitatum ...48
Gram-Färbung ...12, 13, 118

H

Hansenula anomala ...16, 34
Hansenula saturnus ...44

I

Issatchenkia orientalis ...28

K

Keimschlauchtest ...14, 18, 120
Kluyveromyces marxianus ...26
Konidien, Konidiosporen ...50, 56, 64, 66, 68, 70, 72, 74, 76, 78, 80, 84, 86, 88, 90, 92, 94, 96, 98, 100, 102, 112
konidiogene Zelle ...94, 96

L

Lactophenolblau-Färbung ...74, 118, 119

M

Makrokonidien ...80, 82, 84, 104, 105, 106, 108, 109, 110, 112, 113, 116, 117
Mikrokonidien ...80, 82, 84, 104, 106, 108, 109, 110, 111, 112, 113, 114, 116, 117
Malassezia furfur ...50
Metschnikowia pulcherrima ...34
Metulae ...64, 65, 66, 68, 70, 74, 76, 78, 84, 85, 86, 88, 90
Microsporum audouinii ...106
Microsporum canis ...106
Microsporum fulvum ...108
Microsporum gypseum ...108
Mucor pusillus ...58
Mucor spec. ...58
Myzel ...12 ff.

N

Nectria haematococca ...80
Neosartorya fischeri ...66

O

Ochroconis gallopava ...100
Ostiole ...102, 103

P

Paecilomyces-Arten ...90
Paecilomyces lilacinus ...92
Paecilomyces variotii ...72, 92
Penicillium-Arten ...72, 84, 90
Penicillium brevicompactum ...86
Penicillium camemberti ...86
Penicillium chrysogenum ...88
Penicillium decumbens ...88
Penicillium marneffei ...90
Penicillium notatum ...88
Phialiden ...64, 65, 66, 68, 70, 74, 76, 78, 84, 85, 86, 88, 90, 92
Phoma-Arten ...102
Pichia anomala ...34
Pichia ciferrii ...16
Pichia farinosa ...16

Pichia jadinii …38
Pichia membranefaciens …40
Pichia norvegensis …32
Pinsel …84, 85, 86, 88, 90, 92
Pityrosporum furfur …50
Pneumocystis jiroveci (carinii) …54
Prototheca wickerhamii …56
Pseudoallescheria boydii …94
Pseudomyzel …12, 14, 16, 18, 20, 22, 24, 26, 28, 30, 32, 34, 36, 38, 40, 42, 44, 46, 52
Pyknidien …102, 103

R

Raketthyphen …116, 117
Rhizoiden …58, 60, 62, 63
Rhizomucor pusillus …58
Rhizopus microsporus …60
Rhizopus oryzae …60
Rhizopus nigricans …62
Rhizopus stolonifer …62
Rhodotorula glutinis …44

S

Sabouraud-Agar …12, 22, 26, 40, 42, 46, 56, 66, 80, 96
Saccharomyces cerevisiae …46
Scedosporium apiospermum … 94, 96
Scedosporium inflatum …96
Scedosporium prolificans …96
Schimmelpilzmyzel …12
Scopulariopsis brevicaulis …96
Spiralhyphen …108, 110, 112, 113
Sporangien …58, 59, 60, 61, 62, 63
Sporangienträger …50, 58, 60, 62
Sporangiolen …62, 63
Sporangiosporen …58, 60, 61, 62
Sporidiobolus roseus …52
Sporobolomyces roseus …52
Sporothrix schenckii …16, 56
Sprosspilze …12, 16
Sprosszellen …6 ff., 52
Staib-Agar …18, 42, 119
Stolonen …58, 62

T

Torulaspora delbrueckii …18
Trichophyton ajelloi …110
Trichophyton interdigitale …110, 114
Trichophyton mentagrophytes …110, 112
Trichophyton rubrum …112, 114, 116
Trichophyton schoenleinii …114

Trichophyton terrestre ...116
Trichophyton tonsurans ...116
Trichosporon asahii ...48
Trichrom-Färbung ...118
Trophozoit ...54
Tusche-Färbung ...42, 43, 119

V

Vesikel ...62, 64, 65, 66, 68, 70, 72, 74, 76, 78

W

Wangiella dermatitidis ...50
Williopsis saturnus ...44

Y

Yarrowia lipolytica ...30

Z

Zygomyzeten ...58, 60, 62, 74, 120